陕西省高职高专技能型人才培养创新实训教材

基础护理技术实训指导

主　编　房　兆　李晓乾

副主编　席卫娟　蒋　丽　秦亚梅

编　者　（按姓氏笔画排序）

李晓乾（渭南职业技术学院）

张娟芝（宝鸡第二人民医院）

房　兆（宝鸡职业技术学院）

胡　敏（宝鸡职业技术学院）

秦亚梅（渭南职业技术学院）

高丽萍（宝鸡职业技术学院）

席卫娟（渭南职业技术学院）

蒋　丽（渭南职业技术学院）

U0309802

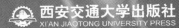

西安交通大学出版社

XI'AN JIAOTONG UNIVERSITY PRESS

图书在版编目（CIP）数据

基础护理技术实训指导/房兆，李晓乾主编. —西安：西安交通大学
出版社，2017.5
陕西省高职高专技能型人才培养创新实训教材
ISBN 978 - 7 - 5605 - 9556 - 6

Ⅰ.①基⋯　Ⅱ.①房⋯②李⋯　Ⅲ.①护理学-高等职业教育-教材
Ⅳ.①R47

中国版本图书馆 CIP 数据核字（2017）第 069890 号

书　　名	基础护理技术实训指导
主　　编	房　兆　李晓乾
责任编辑	王银存　张永利

出版发行　西安交通大学出版社
　　　　　（西安市兴庆南路 10 号　邮政编码 710049）
网　　址　http：//www.xjtupress.com
电　　话　（029）82668357　82667874（发行中心）
　　　　　（029）82668315（总编办）
传　　真　（029）82668280
印　　刷　西安建科印务有限责任公司

开　　本　787mm×1092mm　1/16　印张　13.75　字数　329 千字
版次印次　2017 年 6 月第 1 版　2017 年 6 月第 1 次印刷
书　　号　ISBN 978 - 7 - 5605 - 9556 - 6
定　　价　30.00 元

读者购书、书店添货，如发现印装质量问题，请与本社发行中心联系、调换。
订购热线：（029）82665248　　（029）82665249
投稿热线：（029）82668803　　（029）82668804
读者信箱：med_xjup@163.com

版权所有　侵权必究

陕西省高职高专技能型人才培养创新实训教材建设与编审委员会

主任委员　马晓飞　杨守国

副主任委员　张文信　郭晓华　朱显武

委　　员　（按姓氏笔画排序）

王会鑫　王纯伦　朱玉泉

刘　鹏　祁晓民　李晓乾

张晓东　房　兆　赵　晋

前　　言

　　以岗位需求为导向的高等职业教育改革已经从理念转入行动，院校融合的人才培养模式，项目引领的模块化课程，基于工作过程的教学模式等，为高等护理职业教育改革指明了方向。本教材是体现院校融合，充分结合护理岗位需求及学生特点的技能型创新教材。

　　本教材的内容和组织结构紧密结合临床护理工作实际，围绕 6 个护理岗位情境分解临床护理工作任务，所设计的教学内容与临床护理工作过程一致。每个护理工作任务以临床案例为背景，按评估、计划、实施、评价的护理工作过程编写，从而实现行动领域向学习领域过渡，使护生在完成工作任务的过程中学会运用所学的知识分析问题、解决问题，加深对护理工作的理解，促进护生职业情感的培养，同时也培养护生积极的生活和工作态度。在每项工作任务后增加临床护理新进展内容，使护理实训技能教学能适应临床护理发展，拓宽学习视野，使学生的学习不拘泥于课堂所学，借此引导学生逐渐养成批判性思维、创新性思维的良好学习习惯。19项重点护理操作技能评价标准为教师评价、学生自主评价提供参考。为使学生在学习技能的同时能对自身操作技能的知识体系进行自主评价，在每项任务后增加了能力测评，并以国家护士执业资格考试大纲为依据。

　　本教材从形式上进行了积极创新：流程可操作性强，图文并茂（临床真实操作图片），便于学生学习；考核评价标准除操作技能评价外，还包含沟通能力、人文素养等专业素质能力的测评；以国家护士执业资格考试大纲为依据，注重对学生进行操作技能相关知识的评价。

　　本书可供护理、助产专业教师、学生使用，也可作为执业医师技能操作考试及各级医院对护理人员进行技能培训、考核的参考用书。

　　限于编者的专业能力和学术水平，疏漏和不当之处难免，敬希所有使用本书的教师、学生及临床护理人员不吝赐教和指正，并预致谢意。

房　兆

2017 年 2 月

目　　录

情境一　院内感染的预防

医院是病原微生物和患者聚集的地方。医院感染伴随医院产生，尤其是近年来各种新技术、抗菌药物的应用及病原微生物类型的变化，使医院感染成为各级医疗机构面临的公共问题。医院感染不但给患者造成身心痛苦，同时给其家庭、社会造成经济方面的重大损失。世界卫生组织提出有效控制院内感染的关键措施为：清洁、消毒、灭菌、无菌技术、隔离技术和合理使用抗生素等。无菌技术和隔离技术是护士必须掌握的两项技术，在预防院内感染中起着至关重要的作用。

任务一　手卫生

各种临床护理工作都离不开护士的双手，而手是接触传播各种病原微生物的重要媒介，因此应加强临床护理人员的手部卫生的管理，防止院内交叉感染。有效的洗手可清除手部99%以上的各种暂住菌，是防止院内感染的最重要措施之一。

情境导入

患者，男，70岁，骶尾部有一3cm×5cm的压疮，局部溃疡深达皮下组织，创面渗液较多。

工作任务

护士为患者清理创面，更换敷料前进行卫生洗手。

工作过程

一、操作流程

简要流程	操作要点
自身准备	1. 素质要求：服装、鞋、帽整洁，举止端庄
	2. 两人核对：核对执行单及医嘱，签名
评估	1. 患者病情：意识状况、心理状态、对换药的认知合作程度
	2. 治疗情况：躯体活动康复情况
	3. 局部：创口大小、深度、渗液量

简要流程	操作要点
操作准备	1. 环境准备：环境清洁，洗手设施齐全 2. 护士准备：衣帽整洁，修剪指甲，取下手表、饰物 3. 用物准备：洗手池、流动自来水设备、清洁剂、毛巾或纸巾或干手机、污物桶
操作过程	1. 湿润双手：打开水龙头，调节合适水流和水温，湿润双手，关上水龙头 2. 取洗手液：取适量洗手液，均匀涂抹至整个手掌、手背、手指及指缝 3. 揉搓双手（七步洗手法）：认真揉搓双手至少15秒，具体步骤为： （1）手掌：掌心相对，手指并拢相互揉搓（图1-1-1） （2）背侧指缝：掌心对手背沿指缝相互揉搓，双手交换（图1-1-2） （3）掌侧指缝：掌心相对，双手交叉沿指缝相互揉搓（图1-1-3） （4）指背：弯曲各手指关节，指背放在另一手掌心揉搓，双手交换（图1-1-4） （5）拇指：一手握另一手大拇指旋转揉搓，双手交换（图1-1-5） （6）指尖：弯曲各手指关节，指尖合拢，在另一手掌心旋转揉搓，双手交换（图1-1-6） （7）手腕、手臂：揉搓手腕、手臂，双手交换（图1-1-7） 4. 流水冲洗：打开水龙头，流水冲净双手及手臂 5. 擦干双手：关闭水龙头，擦干或烘干双手，取适量护手液护肤
操作后	擦手毛巾放入容器中待清洗或消毒，一次性纸巾置入生活垃圾袋

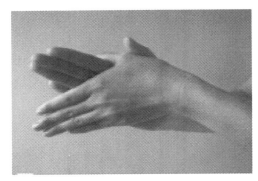

图1-1-1　掌心相对揉搓

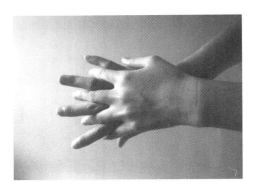

图1-1-2　掌心对手背揉搓

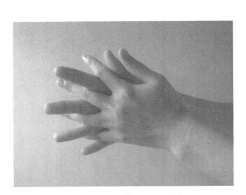

图1-1-3　掌心相对揉搓

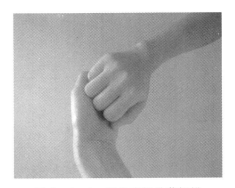

图1-1-4　弯曲掌指关节揉搓

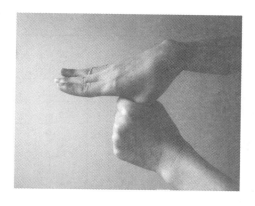
图 1-1-5　拇指在掌中揉搓

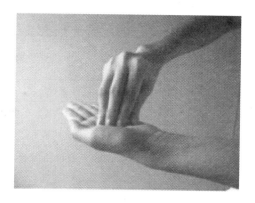
图 1-1-6　指尖在掌心揉搓

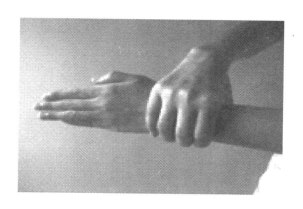
图 1-1-7　揉搓手腕、手臂

二、注意事项

1. 当手部有肉眼可见的体液、血液等污染物时，应用清洁剂和流动水洗手；当手部没有肉眼可见的污染物时，可用速干手消毒剂消毒双手代替洗手。

2. 手的各部位均需洗到并冲洗干净，尤其是指背、指尖、指缝和指关节，冲洗时指尖应朝下。

三、健康宣教要点

1. 向患者解释手卫生的目的、方法及注意事项。

2. 明确临床护理工作中需要洗手的情况：①直接接触每个患者前后及脱手套后；②从患者身体的污染部位移动到清洁部位时；③接触患者血液、体液、分泌物、排泄物、黏膜皮肤或伤口敷料后；④接触患者黏膜、破损皮肤或伤口前后；⑤处理清洁或无菌物品、药品，配餐前或处理污染物品后；⑥进入或离开隔离病房、监护病房（NICU）、母婴室、新生儿科等重点科室时；⑦接触患者周围环境及物品后。

四、操作评价标准

项目		分值	考核评价要点	评价等级				得分	存在问题
				A	B	C	D		
自身准备		8	1. 服装、鞋帽整洁	4	3	2	1		
			2. 仪表、举止端庄、态度适合	4	3	2	1		
评估		8	1. 核对、解释准确	4	3	2	1		
			2. 明确患者伤口情况、意识状况、心理状态	4	3	2	1		
操作准备	环境	2	1. 环境整洁、宽敞，便于操作	1	0.5	0	0		
			2. 设施齐全、清洁	1	0.5	0	0		
	用物	4	1. 物品齐全、准确	2	1	0.5	0		
			2. 放置合理	2	1	0.5	0		
	护士	2	衣帽整齐、手部皮肤无破损、指甲短	2	1	0.5	0		
操作过程	湿润双手	6	指尖朝下湿润双手方法正确	6	5	3	1		
	取洗手液	6	取肥皂液或洗手液涂于掌心正确	6	5	3	1		
	揉搓双手	36	1. 七步洗手方法、顺序准确	12	8	6	4		
			2. 用时合理	12	8	6	4		
			3. 双手交替完成正确	12	8	6	4		
	流水冲洗	6	冲洗时水从腕部流向指尖方法正确	6	5	3	1		
	擦干双手	6	擦手方法正确	6	5	3	1		
操作后		6	1. 关闭水龙头无污染	3	2	1	0		
			2. 用物处理恰当	3	2	1	0		
评价		10	操作熟练，无菌观念强，动作轻巧、规范；程序正确、安全、无污染；整体质量好	7	5	3	1		
			操作时间 <3 分钟	3	2	1	0		
总分		100							

注：评分等级为 A 级表示操作熟练、规范，无缺项，与患者沟通自然，语言通俗易懂；B 级表示操作欠熟练、规范，有 1~2 处缺项，与患者沟通欠自然；C 级表示操作欠熟练、规范，有 2~3 处缺项，与患者沟通较少；D 级表示操作不熟练，有 3~4 处缺项，与患者无沟通

临床护理进展

临床医生、护士及部分医技科室人员在工作中需要频繁洗手，采用上述传统洗手法存在一定局限，如洗手方法掌握情况参差不齐、擦手手巾及水龙头的再污染、

费时、皮肤不适等。尤其冬季温度低，易冻手等因素都影响到医务人员洗手的执行率和合格率。采用的快速手消毒液是以异丙醇为主要成分的复合醇类制剂，取快速手消毒液均匀涂擦于手部，待自然干燥，可杀灭肠道致病菌、化脓性球菌、致病性酵母菌。消毒效果明显、速度快、易挥发，且有小包装，易于携带，无需其他洗手装置，便于医务人员在诊疗过程中使用。

能力测评

1. 控制医院感染最简单、最有效、最方便、最经济的方法是
   A. 环境消毒　　　　　　　B. 合理使用抗生素　　　　　C. 洗手
   D. 隔离传染病患者　　　　E. 供应室物品管理

2. 接触传染病患者后刷洗双手，正确的顺序是
   A. 前臂，腕部，手背，手掌，手指，指缝，指甲
   B. 手指，指甲，指缝，手背，手掌，腕部，前臂
   C. 前臂，腕部，指甲，指缝，手背，手掌，手指
   D. 手掌，腕部，手指，前臂，指甲，指缝，手背
   E. 前臂，腕部，指甲，指缝，手背，手掌，手指

3. 除哪项外，医务人员应认真洗手
   A. 接触患者前后　　　　　B. 进行无菌操作前后　　　　C. 接触清洁物品后
   D. 处理污染物品后　　　　E. 接触伤口前后

4. 除哪项外，医务人员应进行手的消毒
   A. 实施侵入性操作前　　　　　B. 护理传染病患者后
   C. 接触血液、体液和分泌物后　　D. 接触消毒物品后
   E. 接触被致病性微生物污染的物品后

5. 关于七步洗手法不正确的描述是
   A. 流动水洗手时可采用　　　　B. 洗手的每步顺序不必有先后
   C. 认真揉搓双手至少 15 秒　　　D. 应注意清洗指背、指尖和指缝
   E. 洗手的每步顺序必须有先后

（房　兆）

任务二 无菌技术

无菌技术是指在执行医疗、护理技术过程中，防止一切微生物侵入机体和保持无菌物品及无菌区域不被污染的操作技术和管理方法。无菌物品是指经过物理或化学方法灭菌后，未被污染的物品。无菌区域是指经过灭菌处理而未被污染的区域；非无菌物品或区域是指未经灭菌或灭菌后又被污染的物品或区域。

情境导入

患者，男，70岁，骶尾部有一3cm×5cm的压疮，局部溃疡深达皮下组织，创面渗液较多。医嘱：创口换药。

工作任务

护士准备换药用物。

工作过程

一、操作流程

简要流程	操作要点
自身准备	1. 素质要求：服装、鞋、帽整洁，举止端庄 2. 两人核对：核对执行单及医嘱，签名
评估	1. 患者病情：意识状况、心理状态、对换药的认知合作程度 2. 治疗情况：躯体活动康复情况 3. 局部：伤口大小、深度、渗液量
操作准备	1. 环境准备：环境清洁，宽敞，清洁台、盘、车 2. 护士准备：衣帽整洁，修剪指甲，洗手，戴口罩 3. 用物准备：根据患者伤口情况准备治疗盘、无菌治疗巾、换药碗、小镊子、无菌溶液、无菌手套、无菌持物钳或持物镊、无菌镊子罐、敷料罐（纱布、棉球）、安尔碘、弯盘、小毛巾、污物桶
操作过程	1. 无菌持物钳的使用 （1）查对：检查无菌持物钳包名称，有无破损、潮湿，消毒指示胶带及指示卡是否变色及有效期

续表

简要流程	操作要点
操作过程	（2）打开：打开无菌持物钳包，摆放合理，便于操作，以免污染 （3）取钳：打开盛放无菌持物钳的容器盖，手持无菌持物钳的上1/3部分，使持物钳钳端闭合，并将钳移至容器中央，垂直取出，闭合容器盖（图1-2-1） （4）使用：保持钳端向下，不可倒转向上，在腰部以上视线范围内活动（图1-2-2） （5）放钳：用后闭合钳端，打开容器盖，垂直放回容器内，闭合容器盖 2. 打开无菌包 （1）查对：检查核对无菌包的名称、灭菌日期、有效期、灭菌标识，无潮湿或破损 （2）开包：手接触包布四角外面，依次逐层揭开四角 （3）取巾：用无菌持物钳夹取治疗巾放在治疗盘内（图1-2-3） （4）包扎：无菌包内剩余物品按原折痕包起，系带"一"字形缠绕扎好，注明开包日期、时间并签名 3. 铺无菌盘 （1）铺巾：双手捏住无菌巾一边外面两角，轻轻抖开，双折平铺于治疗盘上，将上层呈扇形折至对侧，开口向外，露出无菌区（图1-2-4） （2）放物：放入无菌物品 （3）覆盖：将上层无菌巾拉平盖于物品上，上下层边缘对齐，开口处向上折两次，两侧边缘分别向下折一次，露出治疗盘边缘 （4）标记：注明铺盘日期、时间、签名 4. 无菌容器的使用 （1）查对：检查核对无菌容器名称、灭菌日期、有效期、灭菌标识 （2）开盖：打开无菌容器盖，内面向上置于稳妥处或拿在手中（图1-2-5） （3）取物：用无菌持物钳夹取无菌物品 （4）关盖：取物后立即将盖反转，使内面向下，移至容器口上盖严 5. 取用无菌溶液 （1）查对：核对瓶签上的溶液名称、剂量、浓度和有效期，检查瓶盖是否松动，瓶体有无裂缝，对光检查溶液质量 （2）消毒：启开瓶盖，消毒瓶塞，待干后打开瓶塞 （3）冲洗：握住溶液瓶，瓶签朝向掌心，倒出少量溶液冲洗瓶口（图1-2-6） （4）倒液：由原处倒出所需溶液于无菌容器内 （5）整理：倒液后立即塞好瓶塞，再次消毒，在瓶签上注明开瓶日期、时间并签名 6. 戴无菌手套 （1）检查：检查手套号码、灭菌日期、有效期，包装是否完整、干燥 （2）打开：将手套袋平放于清洁、干燥的操作台上 （3）戴手套：两手同时掀起手套袋开口处，用一手拇指和食指同时捏住两只手套的反折部分，取出手套。将两手套五指对准，先戴一只手，再以戴好手套的手指插入另一只手套的反折内面，同法戴好（图1-2-7）

简要流程	操作要点
	（4）调整：将手套的翻边扣套在工作服衣袖外面，双手对合交叉检查是否漏气，并调整手套位置 （5）脱手套：用戴手套的手捏住另一手套套口外面翻转脱下，再将脱下手套的手指伸入另一手套内，捏住内面边缘将手套向下翻转脱下（图1-2-8）
操作后	1. 处理：按要求整理用物并处理 2. 洗手，摘口罩

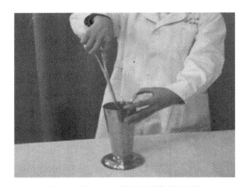

图1-2-1　取用无菌持物钳

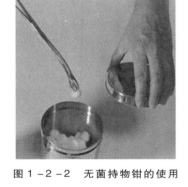

图1-2-2　无菌持物钳的使用

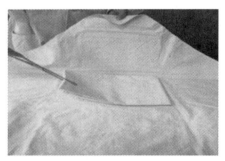

图1-2-3　取无菌巾

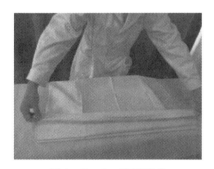

图1-2-4　铺无菌盘

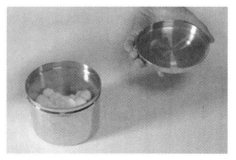

图1-2-5　无菌容器的使用

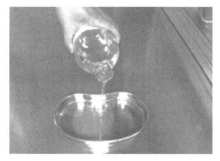

图1-2-6　冲洗瓶口

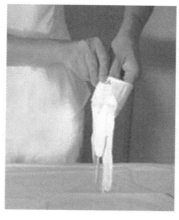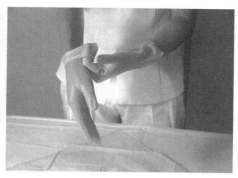

A   B

图 1-2-7　戴无菌手套

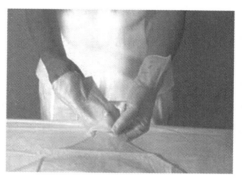

图 1-2-8　脱无菌手套

二、注意事项

1. 无菌持物钳不得从孔中取放，不得触及容器边缘及液面以上容器内面；无菌持物钳只能用于夹取无菌物品，不能用于换药及消毒皮肤，不能夹取油纱布；远处取物时连同容器搬移，以防无菌持物钳在空气中暴露过久。

2. 不可在无菌容器上方将盖翻转，手臂不可跨越容器上方；手不可触及容器里面，盖的内面及边缘及时盖严。

3. 已打开的无菌包 24 小时内可用；包内物品被污染或包布受潮、浸湿均需重新灭菌；手不可触及包布内面，操作时手臂不可跨越无菌区。

4. 已打开的溶液瓶内液体 24 小时内可用，不可将物品伸入溶液瓶内蘸取溶液或接触瓶口直接倒液；已倒出的溶液不可再倒回瓶内。

5. 戴手套时，未戴手套的手不可触及手套外面，已戴手套的手不可触及未戴手套的手或另一手套的里面；发现手套有破洞时应立即更换。

三、健康宣教要点

1. 向患者解释无菌技术操作的目的，配合操作的要点。

2. 预防感染指导：注意保护伤口，保持敷料的清洁与干燥，加强营养，提高免疫力，促进伤口愈合。这些是预防切口感染和保证患者安全的关键。

四、操作评价标准

项目		分值	考核评价要点	评价等级				得分	存在问题
				A	B	C	D		
自身准备		8	1. 服装、鞋、帽整洁	2	1	0.5	0		
			2. 仪表、举止端庄，语言、态度适合	3	2	1	0		
			3. 核对准确	3	2	1	0		
评估		8	1. 核对解释准确	4	3	2	1		
			2. 明确患者病情、伤口情况及对换药的认知合作程度	4	3	2	1		
操作准备	环境	2	1. 环境整洁、宽敞，便于操作	1	0.5	0	0		
			2. 盘、台、车清洁	1	0.5	0	0		
	用物	4	1. 物品齐全、准确	2	1	0.5	0		
			2. 放置合理	2	1	0.5	0		
	护士	2	修剪指甲、洗手、戴口罩正确	2	1	0.5	0		
操作过程	无菌持物钳的使用	10	1. 检查无菌持物钳包，在有效期内，包装完好	2	1	0.5	0		
			2. 取无菌钳时钳端闭合向下，未触及容器口	3	2	1	0		
			3. 使用中保持钳端向下，无污染	3	2	1	0		
			4. 用后及时放回容器内	2	1	0.5	0		
	打开无菌包	10	1. 检查无菌包名称、日期，灭菌效果准确	2	1	0.5	0		
			2. 系带缠放位置正确	1	0.5	0	0		
			3. 打开包布各层正确，无污染	3	2	1	0		
			4. 取治疗巾方法正确，无污染	2	1	0.5	0		
			5. 包内剩余物品打包方法正确	2	1	0.5	0		
	铺无菌盘	10	1. 治疗盘清洁	1	0.5	0	0		
			2. 铺治疗巾方法准确，无污染	2	1	0.5	0		
			3. 铺无菌盘方法准确，美观	3	2	1	0		
			4. 日期、时间、签名正确	2	1	0.5	0		
			5. 口述无菌盘有效时间准确	2	1	0.5	0		

项目		分值	考核评价要点	评价等级				得分	存在问题
				A	B	C	D		
操作过程	取用无菌溶液	10	1. 核对瓶签、溶液质量、有效期、瓶盖正确	2	1	0.5	0		
			2. 瓶口消毒、打开方法正确	2	1	0.5	0		
			3. 冲洗瓶口及倒取溶液方法正确	3	2	1	0		
			4. 剩余溶液处理方法正确	1	0.5	0	0		
			5. 瓶签注明开瓶时间、签名准确	1	0.5	0	0		
			6. 口述剩余溶液有效时间准确	1	0.5	0	0		
	无菌容器使用	10	1. 核对无菌容器名称、有效期正确	2	1	0.5	0		
			2. 打开无菌容器方法正确，无污染	3	2	1	0		
			3. 手臂未跨越无菌区	3	2	1	0		
			4. 物品取出后立即盖严容器，无污染	2	1	0.5	0		
	戴、脱无菌手套	10	1. 手套号码适合，包装完好，无破损	2	1	0.5	0		
			2. 取出手套方法正确，无污染	2	1	0.5	0		
			3. 戴无菌手套方法正确，无污染，无破损	3	2	1	0		
			4. 脱手套方法正确，无污染	3	2	1	0		
操作后		6	1. 用物处理恰当	3	2	1	0		
			2. 洗手、脱口罩正确	3	2	1	0		
评价		10	操作熟练，无菌观念强，动作轻巧、规范；程序正确、安全、无污染；整体质量好	7	5	3	1		
			操作时间＜6分钟	3	2	1	0		
总分		100							

注：评分等级为 A 级表示操作熟练、规范，无缺项，与患者沟通自然，语言通俗易懂；B 级表示操作欠熟练、规范，有 1～2 处缺项，与患者沟通欠自然；C 级表示操作欠熟练、规范，有 2～3 处缺项，与患者沟通较少；D 级表示操作不熟练，有 3～4 处缺项，与患者无沟通

临床护理进展

1. 灭菌物品包装材料改进：卫生与计划生育委员会规定，布包无菌包有效存放期为 1 周（5—9 月份）。对一些不常用又必备的无菌包须经常重新灭菌，这必将增加医疗开支及护理工作量。据报道，纸塑包装能延长无菌包的有效期。有研究证明，采用医用包装纸包装的无菌包在 20 周内细菌培养结果为阴性，提示医用包装纸的阻菌效果可靠。

2. 随着医疗技术水平的发展，一次性医疗用品在临床也逐渐广泛使用，使用一次性医疗用品前应认真查对名称、有效期，包装是否完好。

能力测评

A1 型题

1. 关于无菌持物钳的使用，下列哪项是正确的

   A. 可以用于夹取所有灭菌物品

   B. 到远处取物时，可直接将持物钳拿至远处，但应注意避免触及非无菌物品

   C. 取用无菌物品时，持物钳不可触及容器的边缘

   D. 无菌持物钳的钳端应始终向上

   E. 浸泡无菌持物钳的消毒液应每月更换 1 次

2. 取用无菌溶液，正确的是

   A. 取用时要首先检查溶液性状、其他都不重要

   B. 手指可触及瓶盖内面

   C. 倒溶液时应将瓶口紧贴无菌容器，防止溶液滴漏

   D. 若需少量无菌溶液，应该将棉签直接伸入瓶内蘸取，防止浪费

   E. 溶液未用完，应注明开瓶日期、时间，并签名

3. 打开的无菌溶液，未污染的情况下，几小时内有效

   A. 8   B. 12   C. 16

   D. 24   E. 48

4. 铺好的无菌盘，未污染的情况下，几小时内有效

   A. 4   B. 8   C. 12

   D. 24   E. 48

5. 无菌包在使用时哪项不用检查

   A. 无菌包的名称   B. 灭菌日期、失效期   C. 无菌包是否潮湿

   D. 无菌包有无松散   E. 无菌包是哪位供应室护士灭菌的

6. 卵圆钳浸泡于消毒液中，消毒液面高度应为

   A. 钳长的 1/2 处   B. 轴节下 2cm   C. 轴节处

   D. 轴节上 2～3cm   E. 轴节上 5cm

7. 下列哪项违背了无菌操作原则

   A. 打开无菌容器时，盖的内面向上放置

   B. 手持无菌容器时，应捏住边缘部分，防止掉落

   C. 倒取溶液时不可触及瓶口及瓶塞的内面

   D. 戴手套的手不可触及手套的内面和未戴手套的手

   E. 无菌容器使用后应立即盖住，防止无菌物品在空气中暴露太久

A2 型题

8. 护士小王戴手套时不小心将手套拽破，正确的做法是

A. 戴好继续使用　　　　　　　　　B. 用胶布将破损处粘住

C. 脱下立即更换　　　　　　　　　D. 再重叠戴一双完好的手套

E. 只要破损不大，没有必要更换

9. 护士小王要铺换药盘给患者换药，拿取无菌包时不小心将无菌包掉在地上弄湿了，护士小王应

A. 尽快将无菌包内物品用完　　　　B. 立即更换无菌包

C. 4 小时内可以使用　　　　　　　D. 烘干后使用

E. 只要护士长没发现就可以使用

10. 护士小王需要给患者换药，准备无菌生理盐水。取用无菌溶液时小王应首先检查

A. 瓶签　　　　　B. 瓶身有无裂缝　　　　　C. 液体有无混浊

D. 瓶盖有无松动　　E. 液体有无变色

（房　兆）

任务三　隔离技术

隔离技术的目的是保护患者和工作人员，避免病原微生物传播，减少感染和交叉感染的发生。

情境导入

患者，女，34岁。两天前不慎导致右下肢外伤，未做正确处理，伤口周围红、肿、热、痛。主诉头痛，四肢无力，张口不便来院就诊，入院后经检查初步诊断为"破伤风"，患者被安置在隔离病室。

工作任务

护士在进入隔离病室为患者做治疗时需穿隔离衣，治疗结束离开病室需脱下隔离衣。

工作过程

一、操作流程

简要流程	操作要点
自身准备	1. 素质要求：服装、鞋、帽整洁，语言柔和，举止端庄 2. 两人核对：核对执行单及医嘱，签名
评估	1. 患者病情：意识状态、心理状态、对相关治疗的认知合作程度 2. 治疗情况：患者诊断、隔离种类、隔离措施 3. 局部：伤口情况
操作准备	1. 环境准备：环境清洁、宽敞，便于操作 2. 护士准备：工作衣整洁，戴圆帽，洗手，戴口罩 3. 用物准备：护理所需用物，隔离衣及衣架，消毒小毛巾或一次性纸巾，手刷，洗手设施，消毒液
操作过程	1. 穿隔离衣 （1）取下手表，挽袖过肘 （2）检查取衣：检查隔离衣，手持衣领取下隔离衣，清洁面面向自己，衣领两端向外折叠，露出肩袖内口

续表

简要流程	操作要点
操作过程	（3）穿好衣袖：一手持衣领，另一手伸入一侧袖内，持衣领的手向上拉衣领，穿好衣袖（图1-3-1）；换手持衣领，同法穿好另一袖 （4）系好衣领：两手持衣领，由领子中央顺着边缘向后将领带系好（图1-3-2） （5）扣好袖口：扣好袖口或系好袖带，需要时用橡皮圈束紧袖口 （6）系紧腰带：将隔离衣的一边（约在腰带下5cm）逐渐向前拉，见到一边捏住，同法捏住另一侧衣边，将两侧衣边在背后对齐，向一侧折叠（图1-3-3），腰带在背后交叉，回到前面，打一活结系好（图1-3-4） 2. 脱隔离衣 （1）松开腰带：解开腰带的活结，在前面打一活结 （2）解开袖口：在肘部将部分衣袖塞入工作服衣袖内，露出双手（图1-3-5） （3）消毒双手：消毒浸泡双手，用刷手法刷洗双手 （4）解开衣领：解开领带或领扣 （5）脱下衣袖：一手伸入另一手袖口内，拉下袖子过手（图1-3-6），再用衣袖遮住的手握住另一衣袖的外面拉下袖子，两手在袖内使袖子对齐，双臂逐渐退出 （6）挂隔离衣：双手持衣领，将隔离衣两边对齐，挂在衣钩上（挂在半污染区时清洁面向外，挂在污染区时污染面向外）
操作后	1. 整理：需更换的隔离衣脱下后清洁面向外，卷好投入污衣袋中 2. 用物处理：按隔离规定处理污物 3. 洗手，摘口罩

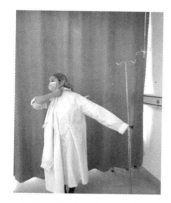

图1-3-1 穿左侧衣袖

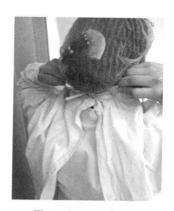

图1-3-2 系衣领

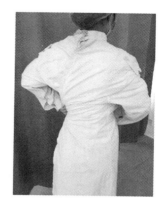

图1-3-3 将对齐的
衣边向一侧折叠

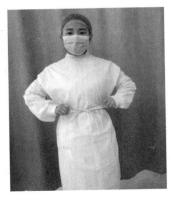

图1-3-4 系腰带

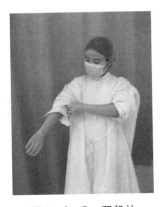

图1-3-5 翻起袖口，将衣袖向上拉

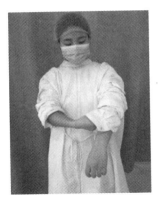

图1-3-6 拉下衣袖

二、注意事项

1. 隔离衣的要求：无破洞、不潮湿、长短合适、全部遮盖工作服。

2. 穿、脱隔离衣过程中始终保持衣领清洁。

3. 穿好隔离衣后不得进入清洁区，不接触清洁物品。

4. 消毒手时不能沾湿隔离衣，隔离衣也不可触及其他物品。

5. 脱下的隔离衣如挂在半污染区，清洁面向外；如挂在污染区则污染面向外。

6. 隔离衣每日更换，如有潮湿或污染，应立即更换。

三、健康宣教要点

1. 解释目的及注意事项：向患者及家属解释隔离的目的及隔离期间的注意事项。

2. 隔离知识指导：向患者及家属解释伤口换下的敷料须焚烧，被伤口分泌物污染的物品、器械必须严格消毒灭菌，患者接触过的被单、衣服等应严格灭菌后再清洗。

3. 教会患者家属探视时穿、脱隔离衣的方法，防止感染扩散。

四、操作评价标准

项目	分值	考核评价要点	评价等级				得分	存在问题
			A	B	C	D		
自身准备	8	1. 服装、鞋、帽整洁	2	1	0.5	0		
		2. 仪表、举止端庄	3	2	1	0		
		3. 核对（两人）准确	3	2	1	0		
评估	8	1. 核对、解释准确	4	3	2	1		
		2. 患者病情、身心状况、治疗情况明确	4	3	2	1		

续表

项目		分值	考核评价要点	评价等级				得分	存在问题
				A	B	C	D		
操作准备	环境	2	环境清洁、宽敞，便于操作	2	1	0.5	0		
	用物	4	物品齐全准确，隔离衣大小合适，干燥、无破损，挂放得当	4	3	2	1		
	护士	2	工作衣整洁，戴圆帽，洗手，戴口罩	2	1	0.5	0		
操作过程	穿隔离衣	30	1. 取下手表，挽袖过肘正确	3	2	1	0		
			2. 取衣方法正确，清洁面方向准确	3	2	1	0		
			3. 穿衣袖准确，无污染	5	4	3	1		
			4. 系衣领动作准确，未污染头面部	5	4	3	1		
			5. 系袖口准确	5	4	3	1		
			6. 隔离衣两侧衣边对齐	5	4	3	1		
			7. 系腰带准确	4	3	2	1		
	脱隔离衣	30	1. 解腰带、打活结方法正确	4	3	2	1		
			2. 解袖扣、塞衣袖方法正确，无污染	5	4	3	1		
			3. 消毒双手方法正确，隔离衣未污染周围设备	7	5	3	1		
			4. 解衣领带准确，未污染	5	4	3	1		
			5. 脱去衣袖正确，未污染	5	4	3	1		
			6. 挂隔离衣正确，符合要求	4	3	2	1		
操作后		6	1. 用物处理恰当	3	2	1	0		
			2. 洗手、脱口罩正确	3	2	1	0		
评价		10	操作熟练，动作协调；符合节力原则，走动次数符合要求，操作有条理；态度认真；整体质量好	7	5	3	1		
			操作时间 <6 分钟	3	2	1	0		
总分		100							

注：评分等级为 A 级表示操作熟练、规范，无缺项，与患者沟通自然，语言通俗易懂；B 级表示操作欠熟练、规范，有 1~2 处缺项，与患者沟通欠自然；C 级表示操作欠熟练、规范，有 2~3 处缺项，与患者沟通较少；D 级表示操作不熟练，有 3~4 处缺项，与患者无沟通

临床护理进展

1. 护目镜：防止患者的血液、体液等具有感染性的物质溅入人体眼部的用品。

2. 防护面罩（防护面屏）：防止患者的血液、体液等具有感染性的物质溅到人

体面部的用品。

3. 防护服：临床医务人员在接触甲类或按甲类传染病管理的传染病患者时所穿的一次性防护用品。应具有良好的防水、抗静电、过滤效率和无皮肤刺激性，穿脱方便，结合部严密，袖口、脚踝口应为弹性收口。

4. 穿防护服方法：联体或分体防护服应遵循先穿下衣，再穿上衣，然后戴好帽子，最后拉上拉锁的顺序。

5. 脱防护服方法：脱分体防护服时应先将拉链拉开。向上提拉帽子，使帽子脱离头部。脱袖子、上衣，将污染面向里放入医疗废物袋。脱下衣，由上向下边脱边卷，污染面向里，脱下后置于医疗废物袋内。

6. 脱联体防护服时，先将拉链拉到底。向上提拉帽子，使帽子脱离头部，脱袖子；由上向下边脱边卷，污染面向里，直至全部脱下后放入医疗废物袋内。

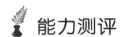 能力测评

A1 型题

1. 隔离衣的哪个部位属于清洁部位
   A. 衣领　　　　　　　　　B. 袖口　　　　　　　　　C. 腰部以上
   D. 腰部以下　　　　　　　E. 胸部以上

2. 穿隔离衣时，正确的是
   A. 每周更换 1 次　　　　　　　　B. 隔离衣潮湿后应立即晾干
   C. 隔离衣必须全部盖住工作服　　　D. 隔离衣应保持袖口清洁
   E. 隔离衣应清洁面向外，挂于护士休息室

3. 脱隔离衣时，消毒双手后应
   A. 解领口　　　　　　　　　B. 解袖口　　　　　　　　C. 解腰带
   D. 摘口罩　　　　　　　　　E. 脱衣袖

A2 型题

4. 护士小王在传染病区上班，当她穿上隔离以后禁止进入的区域是
   A. 病区走廊　　　　B. 肠道患者隔离病室　　　C. 呼吸道患者隔离病室
   D. 治疗室　　　　　E. 患者洗浴室

（房　兆）

情境二　入院患者护理

患者经门诊或急诊医生诊察后，因病情需要住院进一步观察、检查和治疗。护士需对患者进行一系列护理工作，入院患者护理是"优质护理服务"活动的体现。护士应协助患者了解和熟悉环境，调动患者积极配合治疗和护理，实施系统化整体护理，维护患者的身心安全与舒适。

任务一　铺备用床

铺备用床是为了保持病室整洁、舒适、美观，准备接收新患者。

情境导入

患者，女，60岁，急性肾炎对症治疗好转后于今日上午十时出院。

工作任务

护士为新患者准备床单位，铺备用床，保持病室整洁。

工作过程

一、操作流程

简要流程	操作要点
自身准备	1. 素质要求：服装、鞋、帽整洁，语言柔和，举止端庄 2. 两人核对：核对出院执行单及医嘱，签名
评估	1. 病室环境：病室有无患者进餐或正在接受治疗 2. 病床设施：病床单位设施是否齐全，功能是否完好（图2-1-1） 3. 床上用品：是否安全、清洁、符合季节需要 4. 床旁设施：呼叫系统、照明灯是否完好，供氧和负压吸引管道是否通畅、有无漏气
操作准备	1. 环境准备：环境清洁、通风，病室内无患者进餐或正在接受治疗 2. 护士准备：衣帽整洁，修剪指甲，洗手，戴口罩 3. 用物准备：治疗车、床、床垫、床褥、大单、被套、棉胎或毛毯、枕芯、枕套、床刷及套

简要流程	操作要点
操作过程	1. 核对解释：核对出院患者，向其他患者做好解释，交代注意事项 2. 环境准备：环境清洁安静、光线适宜 3. 患者准备：无其他患者正在治疗、护理或用餐 4. 移开桌椅：移开床旁桌，距床约20cm，移椅至床尾正中，距床约15cm，用物按使用顺序置于床尾椅上 5. 翻转床垫：翻转床垫或用床刷清扫床垫，床垫上缘齐床头 6. 铺平床褥：将床褥齐床头平放于床垫上，下拉至床尾，铺平床褥（图2-1-2） 7. 铺好大单 （1）展开大单：将大单横纵中线对齐床面横纵中线放于床褥上，同时向床头、床尾一次展开；将靠近护士侧（近侧）大单向近侧下拉展开，将远离护士侧（对侧）大单向远侧展开 （2）近侧床头：一手托起床垫一角，另一手伸过床头中线，将大单包折在床垫下 （3）做好床角：在距床头30cm处，向上提起大单边缘，使其与床边垂直，呈一等腰三角形。以床沿为界，将三角形分为两半，上半三角形暂时放在床上，先将下半三角平整的塞入床垫下，再将上半三角翻下塞入床垫下，同法铺好床尾床角（图2-1-3） （4）铺紧中部：双手同时拉平、拉紧大单中部边缘，平整塞入床垫下 （5）同（2）~（4），铺对侧 8. 套好被套 （1）铺平被套：将被套齐床头放置，纵中线对齐床面纵中线，分别向床尾、床两侧展开拉平（图2-1-4） （2）打开尾部：将被套尾部开口端的上层打开至1/3处（图2-1-5） （3）放置棉胎：将"S"形式折叠的棉胎放入被套开口处，底边与被套开口边缘平齐 （4）套好被套：将棉胎上缘中点向上拉至被套封口端，对好两角，棉胎向两侧展平，平铺于被套内，至床尾逐层拉平盖被，系带 （5）折叠被筒：将盖被两侧边缘向内折叠与床沿齐，尾端塞于床垫下 9. 套枕放置：在床尾处将枕套套于枕芯上，四角充实，开口处背门，平放于床头正中（图2-1-6）
操作后	1. 移回桌椅：将床旁桌椅移回原处 2. 用物处理：妥善处理或按医院规定处理 3. 洗手：洗手，脱口罩

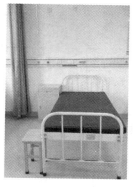

图 2 - 1 - 1　床单位

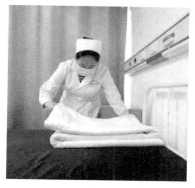

图 2 - 1 - 2　铺床褥

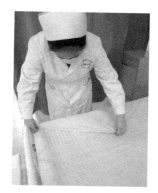

图 2 - 1 - 3　做床角

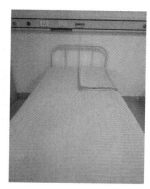

图 2 - 1 - 4　铺被套

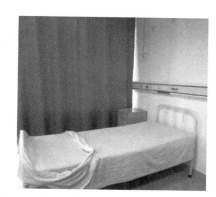

图 2 - 1 - 5　打开被套尾端

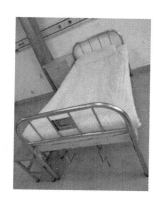

图 2 - 1 - 6　备用床

二、注意事项

1. 病员进餐或做治疗时暂停铺床。

2. 铺床前应将用物备齐，按使用顺序放置，放置稳妥，防止落地。

3. 操作中动作轻稳，避免尘埃飞扬。

4. 操作中应用节力的原理。操作时减少走动次数，避免无效动作；身体应靠近床边，上身直立，两腿前后分开稍屈膝，以扩大支撑面，增加身体稳定性。

三、健康宣教要点

1. 解释铺床的目的及注意事项：向其他患者及家属解释铺床的目的，告知不能随便坐、躺或借给他人休息等注意事项。

2. 健康教育指导：对等待护士铺床的患者有针对性地进行心理护理和健康教育，同时注意收集资料。

四、操作评价标准

项目		分值	考核评价要点	评价等级				得分	存在问题
				A	B	C	D		
自身准备		8	1. 服装鞋帽整洁	2	1	0.5	0		
			2. 语言柔和，举止端庄	3	2	1	0		
			3. 核对（两人）出院患者执行单及医嘱准确	3	2	1	0		
评估		8	1. 病室有无患者进餐或接受治疗	2	1	0.5	0		
			2. 病床单位设施齐全，功能完好	2	1	0.5	0		
			3. 床上用品安全、清洁	2	1	0.5	0		
			4. 床旁设施完好	2	1	0.5	0		
操作准备	环境	2	1. 环境整洁、安静，安全	1	0.5	0	0		
			2. 治疗车清洁	1	0.5	0	0		
	用物	4	1. 物品齐全准确	2	1	0.5	0		
			2. 放置合理，折叠正确，避免落地	2	1	0.5	0		
	护士	2	洗手、戴口罩正确	2	1	0.5	0		
操作过程	核对解释	2	再次核对，目的方法解释准确	2	1	0.5	0		
	环境	1	安静、整洁、光线适宜	1	0.5	0	0		
	患者准备	1	无其他患者治疗、护理或进餐	1	0.5	0	0		
	移动桌椅	2	1. 移开距离适宜，无噪声	1	0.5	0	0		
			2. 物品放置稳妥	1	0.5	0	0		
	翻转床垫	1	翻转方法正确	1	0.5	0	0		
	铺平床褥	2	铺褥方法正确，上缘齐床头	2	1	0.5	0		
	铺大单	22	1. 放置正确，中线和床面中线齐	5	4	3	1		
			2. 铺大单顺序正确	5	4	3	1		
			3. 床各角手法正确，外观紧实、美观	6	5	3	1		
			4. 单面平、紧、整	6	5	3	1		
	套被套	24	1. 套被套方法正确	4	3	2	1		
			2. 中线与大单中线齐	4	3	2	1		
			3. 被头、被角充满，与床头齐	4	3	2	1		
			4. 被套两侧边缘折成被筒与床沿齐	3	2	1	0		
			5. 被尾处理正确，整齐	2	1	0.5	0		
			6. 套好被套内外平整	3	2	1	0		
			7. 外观美观、适用	4	3	2	1		
	套枕套	3	1. 四角充满，外观美观	2	1	0.5	0		
			2. 开口处背门，平放于床头正中	1	0.5	0	0		

续表

项目	分值	考核评价要点	评价等级				得分	存在问题
			A	B	C	D		
操作后	8	1. 移回床旁桌椅	3	2	1	0		
		2. 用物处理恰当	2	1	0.5	0		
		3. 洗手、脱口罩正确	3	2	1	0		
评价	10	操作熟练，动作协调；符合节力原则，走动次数符合要求，操作有条理；态度认真；整体质量好	7	5	3	1		
		操作时间 <6 分钟	3	2	1	0		
总分	100							

注：评分等级为 A 级表示操作熟练、规范，无缺项，与患者沟通自然，语言通俗易懂；B 级表示操作欠熟练、规范，有 1~2 处缺项，与患者沟通欠自然；C 级表示操作欠熟练、规范，有 2~3 处缺项，与患者沟通较少；D 级表示操作不熟练，有 3~4 处缺项，与患者无沟通

临床护理进展

1. 床罩法：用床罩代替大单铺床法，用布按床垫的大小制成床罩，对准中线，从床头向床尾分别拉紧四角，罩于床褥及床垫上。节力、省时、美观，临床广泛应用。

2. 被尾及枕套口的改良：被尾及枕套口可将系带改为粘扣或拉链。

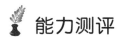

能力测评

A1 型题

1. 不符合铺床节力原则的是

　　A. 将用物备齐　　　　　　　　　B. 按使用顺序放置物品

　　C. 铺床时身体靠近床边　　　　　D. 先铺远侧，后铺近侧

　　E. 下肢左、右分开，降低重心

2. 铺备用床操作错误的是

　　A. 移开床旁桌距病床 20cm　　　　B. 椅放于床尾正中，按顺序放上用物

　　C. 棉被两边内折于床沿平齐　　　　D. 棉被尾端向上折，与床垫齐

　　E. 套好枕套，开口背门放置于床头盖被上

（房　兆）

任务二 铺麻醉床

铺麻醉床是便于接受和护理麻醉手术后的患者，使患者安全、舒适，预防并发症，保持床上用物不被血液或呕吐物污染，便于更换。

情境导入

患者，男，56 岁，咳嗽、咳血痰，胸部疼痛不适 1 年余，入院后检查确诊为肺癌。定于今日 8 时 30 分在全麻下行肺叶切除手术，患者现已进入手术室。

工作任务

护士为手术后患者铺麻醉床。

工作过程

一、操作流程

简要流程	操作要点
自身准备	1. 素质要求：服装、鞋、帽整洁，语言柔和，举止端庄 2. 两人核对：核对出院执行单及医嘱，签名
评估	1. 病室环境：病室有无患者进餐或接受治疗 2. 患者情况：患者诊断、病情、手术名称、麻醉方式、术后抢救、治疗物品 3. 病床设施：呼叫系统、照明灯是否完好，供氧和负压吸引管道是否通畅、有无漏气 4. 床上用品：是否安全、清洁、符合季节需要
操作准备	1. 环境准备：环境清洁，通风，病室内无患者进餐或接受治疗 2. 护士准备：衣帽整洁，修剪指甲，洗手，戴口罩 3. 用物准备 （1）床上用物：床褥、大单、被套、棉被、枕芯、枕套、床刷及套，橡胶单和中单各 2 条，污衣袋 （2）麻醉护理盘：无菌巾内放置开口器、压舌板、舌钳、牙垫、治疗碗（内盛 0.9% 氯化钠溶液）、输氧导管、吸痰导管、镊子、棉签、纱布。无菌巾外放置手电筒、血压计、听诊器、弯盘、胶布、护理记录单、笔（图 2-2-1） （3）其他：心电监护仪、输液架、必要时准备氧气筒、吸痰器、胃肠减压器，冬天按需要准备热水袋及套、毛毯

续表

简要流程	操作要点
操作过程	1. 核对解释：核对出院患者，向其他患者做好解释，交代注意事项 2. 环境准备：环境清洁安静、光线适宜 3. 患者准备：无其他患者治疗，护理或用餐 4. 移开桌椅：移开床旁桌距床约20cm，移椅至床尾正中，距床约15cm，用物按使用顺序置于床尾椅上 5. 撤大单：撤下床上原有的大单、被套、枕套，放于污衣袋内，洗手 6. 铺一侧大单：同备用床 7. 铺橡胶单和中单 （1）铺中间橡胶单和中单：将一条橡胶单和中单分别对齐床中线，铺在床中部，上缘距床头45～50cm，边缘平整地塞入床垫下（图2-2-2）。中单要遮盖橡胶单，避免橡胶单与患者皮肤接触而引起不适 （2）铺床头橡胶单和中单：根据手术部位将另一条橡胶单和中单铺于床头，橡胶单和中单上缘齐床头，下端压在中部的橡胶单和中单上，边缘平整地塞入床垫下（图2-2-3） 8. 转至对侧，同法铺好大单及中单 9. 套被套：同备用床法套好盖被，被头距床头15cm，两侧内折齐床沿，被尾内折齐床尾。将盖被扇形三折叠于一侧床边，开口向门 10. 套枕套：同备用床法套好枕头，将枕头横立放置于床头，开口背门（图2-2-4）
操作后	1. 移回桌椅：将床旁桌椅移回原处 2. 用物处理：将用物妥善处理或按医院规定处理 3. 洗手：洗手，脱口罩

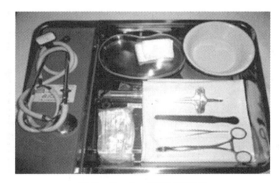

图2-2-1　麻醉护理盘

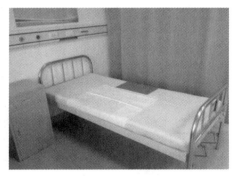

图2-2-2　铺中部橡胶单及中单

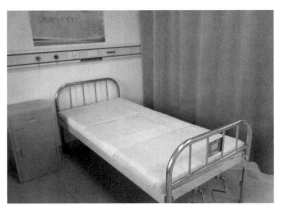

图 2 - 2 - 3　铺好床头橡胶单及中单

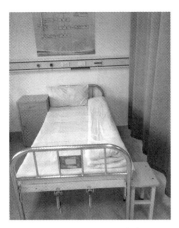

图 2 - 2 - 4　麻醉床

二、注意事项

1. 铺麻醉床时应将全部被单换为清洁被单。

2. 患者所需要的盖被，其厚薄应根据室温及季节加以调节，冬季应置热水袋于盖被内，夏季应注意不使患者出汗。

三、操作评价标准

项目		分值	考核评价要点	评价等级				得分	存在问题
				A	B	C	D		
自身准备		8	1. 服装、鞋、帽整洁	2	1	0.5	0		
			2. 语言柔和，举止端庄	3	2	1	0		
			3. 核对（两人）出院患者执行单及医嘱准确	3	2	1	0		
评估		8	1. 病室有无患者进餐或接受治疗	2	1	0.5	0		
			2. 患者病情、手术名称、麻醉方式、术后抢救、治疗物品完好	2	1	0.5	0		
			3. 床上用品安全、清洁	2	1	0.5	0		
			4. 病床单位设施齐全，功能完好	2	1	0.5	0		
操作准备	环境	2	1. 环境整洁、安静，安全	1	0.5	0	0		
			2. 治疗车清洁	1	0.5	0	0		
	用物	4	1. 物品齐全准确	2	1	0.5	0		
			2. 放置合理，折叠正确，避免落地	2	1	0.5	0		
	护士	2	洗手、戴口罩正确	2	1	0.5	0		

续表

项目		分值	考核评价要点	评价等级				得分	存在问题
				A	B	C	D		
操作过程	核对解释	2	再次核对，目的方法解释准确	2	1	0.5	0		
	环境	1	安静、整洁、光线适宜	1	0.5	0	0		
	患者准备	1	无其他患者治疗、护理或进餐	1	0.5	0	0		
	移动桌椅	2	1. 移开距离适宜，无噪声	1	0.5	0	0		
			2. 物品放置稳妥	1	0.5	0	0		
	撤床单	3	撤除方法正确，避免尘土飞扬	3	2	1	0		
	铺大单、橡胶单和中单	22	1. 放置正确，中线和床面中线齐	5	4	3	1		
			2. 橡胶单和中单距床头距离正确	5	4	3	1		
			3. 床各角手法正确，外观紧实、美观	6	5	3	1		
			4. 单面平、紧、整	6	5	3	1		
	套被套	24	1. 套被套方法正确	4	3	2	1		
			2. 中线与大单中线齐	4	3	2	1		
			3. 被头、被角充满，与床头齐	4	3	2	1		
			4. 被套两侧边缘折成被筒与床沿齐	3	2	1	0		
			5. 被尾处理正确，整齐	2	1	0.5	0		
			6. 套好的被套内外平整	3	2	1	0		
			7. 外观美观、适用	4	3	2	1		
	套枕套	3	1. 四角充满，外观美观	2	1	0.5	0		
			2. 开口处背门，平放于床头正中	1	0.5	0	0		
操作后		8	1. 移回床旁桌椅	3	2	1	0		
			2. 用物处理恰当	2	1	0.5	0		
			3. 洗手、脱口罩正确	3	2	1	0		
评价		10	操作熟练，动作协调；符合节力原则，走动次数符合要求，操作有条理；态度认真；整体质量好	7	5	3	1		
			操作时间＜6分钟	3	2	1	0		
总分		100							

注：评分等级为 A 级表示操作熟练、规范，无缺项，与患者沟通自然，语言通俗易懂；B 级表示操作欠熟练、规范，有 1~2 处缺项，与患者沟通欠自然；C 级表示操作欠熟练、规范，有 2~3 处缺项，与患者沟通较少；D 级表示操作不熟练，有 3~4 处缺项，与患者无沟通

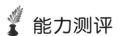

临床护理进展

改良铺麻醉床的方法：即在大单上面直接铺一次性尿垫，用尿垫替代了橡胶单和中单，一次性尿垫材料上面为一层薄的棉花纸，中间夹有10层卫生纸，底层为一软塑料薄膜，按常规方法铺，使用中收到了较好的效果。

能力测评

A1 型题

1. 下列有关铺麻醉床的操作的描述，错误的是

    A. 换铺清洁被单　　　　　　　　　　B. 床中部橡胶单上端距床头 45～50cm

    C. 盖被纵向折于门对侧床边　　　　　D. 枕横于床头，并固定

    E. 椅子放于折叠被之对侧

2. 麻醉护理盘内不需准备的物品是

    A. 张口器　　　　　　B. 输氧导管　　　　　　C. 牙垫

    D. 吸痰导管　　　　　E. 导尿管

（李晓乾）

任务三　患者搬运

搬运法主要用于运送不能自如活动的患者外出做各种检查、治疗或者进行室外活动，以满足患者的需要。主要有轮椅运送法和平车运送法。

轮椅运送患者

轮椅运送适用于不能行走但能坐起的患者入院或住院期间需要离床活动、检查、治疗、手术等。

情境导入

患者，女，55 岁，左下肢瘫痪，现需要送患者进入病区。

工作任务

护士用轮椅运送患者进入病区。

工作过程

一、操作流程

简要流程	操作要点
自身准备	1. 素质要求：衣帽整洁，语言柔和，举止端庄 2. 两人核对：核对执行单及医嘱，签名
评估	1. 患者自身：患者的病情、体重、意识状态、活动能力、有无坐轮椅的体验及配合程度 2. 轮椅部件：是否完好、功能是否正常 3. 室外温度
操作准备	1. 环境准备：环境宽敞，地面平整、清洁 2. 护士准备：衣帽整洁，洗手，戴口罩 3. 用物准备：轮椅，根据季节备外套或毛毯、别针，必要时备软枕

续表

简要流程	操作要点
操作过程	1. 核对解释：备齐用物，检查轮椅性能，推轮椅至床旁，核对床号、姓名、腕带，解释操作目的及配合方法 2. 放置轮椅：使椅背与床尾平齐，面向床头，翻起脚踏板，将闸制动。将毛毯上端反折15cm，平铺在轮椅上 3. 协助患者：协助患者坐起于床沿，穿外衣及鞋 4. 坐轮椅：请患者双手置于护士肩上，护士双手抱住患者腰部，协助患者下床转身，嘱患者用手扶住轮椅把手，坐于轮椅中（图2-3-1） 5. 包裹毛毯：将毛毯上端围在患者颈部，用别针固定，用毛毯两侧围裹患者双臂做成两个袖筒，各用别针固定在腕部，再用毛毯围裹上身、下肢、双脚。翻下脚踏板，协助患者双脚置于脚踏板上，必要时将软枕放置于脚踏板上，双脚置于软枕上（图2-3-2） 6. 整理床单位：将床整理为暂空床 7. 运送患者：观察病情，确定无不适后，嘱患者尽量靠后坐，放松制动闸，推患者至目的地。运送过程中，嘱患者尽量向后靠；身体不平衡时，可系安全带；推轮椅下坡时速度要慢，以免发生意外，确保安全。随时观察患者病情，发现有头晕、面色苍白、呼吸加快等不适，要及时处理 8. 下轮椅：推轮椅至床旁，使椅背与床尾平齐，面向床头，翻起脚踏板，将闸制动。解除患者身上固定毛毯的别针。协助患者站起，转身，坐于床沿，协助患者脱去鞋和外套
操作后	1. 整理安置：协助患者躺卧舒适，盖好盖被。将轮椅放回原处 2. 清理用物：用物按医院规定妥善处理 3. 洗手记录：洗手，脱口罩，记录

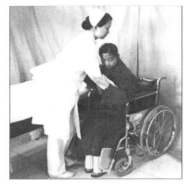

图2-3-1 坐轮椅

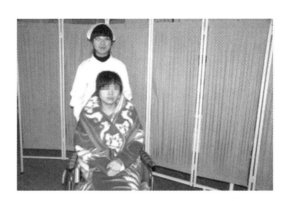

图2-3-2 包裹毛毯

二、注意事项

1. 使用前检查轮椅性能，以确保正常使用。

2. 推轮椅时，嘱咐患者手扶轮椅扶手，身体尽量向后靠，勿向前倾或自行下轮椅；随时观察患者病情，下坡时要减慢速度，以免患者感觉不适或发生意外。

3. 寒冷季节注意保暖。

三、健康宣教要点

在操作过程中要注意保护患者，患者上下轮椅时，均要固定车轮；搬运患者时，平车与病床呈钝角；在搬运过程中，注意节力；上下坡时，患者的头部位于高处一端。

平车运送患者

平车运送适用于不能起床的患者入院、检查、治疗或转病房等。

情境导入

患者，男，颈椎、腰椎骨折，病情严重，现需要送患者进入病区。

工作任务

护士用平车法运送患者进入病区。

工作过程

一、操作流程

简要流程	操作要点
操作准备	1. 环境准备：环境宽敞，地面整洁、干燥、平坦 2. 护士准备：衣帽整洁，洗手，戴口罩 3. 用物准备：平车（上置橡胶单和布单包好的垫子和枕头）、带套的毛毯或棉被，如为骨折患者，平车上垫木板；患者如有颈椎、腰椎骨折或病情严重，应备帆布中单或布中单 4. 患者准备：患者了解平车的作用、搬运方法及注意事项

简要流程	操作要点
操作过程	1. 核对解释：携用物至患者床旁，核对患者床号、姓名、腕带，向患者及家属解释操作目的及过程 2. 检查用物：检查平车性能，按需要备好车上用物 3. 安置患者：将患者身上的导管、引流管妥当安置 4. 搬运患者：根据患者病情、体重、病损部位及合作程度，选择相应的搬运方法 （1）挪动法：适用于病情较轻，能在床上平行移动且合作者。移开床旁桌椅，松开盖被，嘱患者自行移至床边，将平车紧靠床边放置，大轮靠床头，将闸制动，协助患者按上半身、臀部、下肢的顺序向平车移动，患者头部卧于大轮端 （2）一人搬运法（图2-3-3）：适用于病情较轻，且病情允许、体重较轻者。移床旁椅至对侧床尾，松开盖被，平车头端与床尾成钝角放置，并制动车闸，搬运者双脚前、后分开站于床边，稍屈膝；一手自患者腋下伸至对侧肩外侧，一手伸至对侧股下，嘱患者将双手交叉依附于搬运者颈后，抱起患者，移步至平车，放低前臂于平车上，使患者卧于平车中央 （3）二人搬运法（图2-3-4）：适用于病情较轻，不能自行移动或体重较重者。同一人搬运法移床旁椅，松开盖被，放置平车。搬运者甲、乙二人站于一侧床边，将患者双手交叉置于腹部，把患者移向床边。甲一手臂托起患者头、颈、肩部，一手臂托起腰部；乙一手臂托住患者臀部，一手臂托起腘窝处。二人同时托起患者，稳步走向平车，同时屈膝，手臂置于平车上伸直，使患者平躺于平车中央 （4）三人搬运法（图2-3-5）：适用于病情较重，不能自行活动或体重超重者。同一人搬运法移床旁椅，松开盖被，放置平车。搬运者甲、乙、丙三人站在一侧床边，将患者双手交叉置于腹部，并把患者移向床边。甲一手臂托起患者头、颈、肩部，另一手臂托起背部；乙一手臂托住患者腰部，另一手臂置于臀下；丙一手臂托住患者膝部，另一手臂置于小腿处。由中间的搬运者喊口令，三人同时托起患者，稳步走向平车，同时屈膝，手臂置于平车上伸直，使患者平躺于平车中央 （4）四人搬运法（图2-3-6）：适用于颈椎、腰椎骨折患者或病情较重的患者。移开床旁桌椅，松开盖被，在患者腰臀下垫帆布中单或布中单。平车紧靠床边，大轮靠床头，将闸制动。搬运者甲站于床头，托住患者头、颈、肩部；乙站于床尾，托住患者的两腿；丙、丁分别站于病床及平车两侧，紧紧抓住帆布中单或布中单四角。对颈椎损伤或怀疑颈椎损伤的患者，搬运时要保持头部处于中立位，并沿身体纵轴向上牵引，对颈部加以保护，以免造成脊髓损伤而导致高位截瘫甚至死亡。由一人喊口令，四人同时抬起患者轻轻放于平车中央 5. 安置卧位：根据病情需要，给患者安置合适的卧位，用盖被包裹。冬季注意保暖，防止患者受凉 6. 整理床单位：整理床单位，铺成暂空床 7. 运送至指定地点：护士站在患者头侧，便于观察病情，注意患者面色、呼吸、脉搏的变化，发现异常及时处理。推平车上、下坡时，患者头部应位于高处，车速适宜（图2-3-7）
操作后	1. 整理安置：安置患者于舒适卧位，整理床单位，开窗通风 2. 清理用物：用物按医院规定妥善处理 3. 洗手记录：洗手，脱口罩，记录

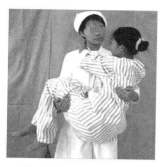

图2-3-3　一人搬运

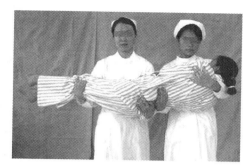

图2-3-4　二人搬运

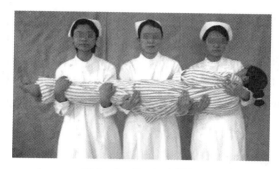

图2-3-5　三人搬运

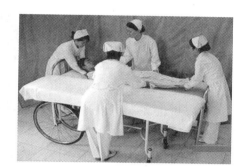

图2-3-6　四人搬运

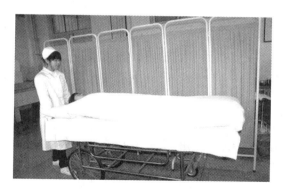

图2-3-7　运送至终点

二、注意事项

搬运患者时动作轻稳，协调一致，车速适宜，确保患者安全、舒适。搬运患者时，尽量让患者身体靠近搬运者，使重力线通过支撑面，保持平衡，又因缩短重力臂而达到省力的目的；推车时，护士应站于患者头侧，便于观察病情，要注意患者面色、呼吸及脉搏的变化；下坡时，患者头部应在高处一端，以免引起不适。患者的头部应卧于大轮一端。搬运骨折患者时车上需垫木板，并固定好骨折部位。有输液及引流管时，须保持通畅；推车进门时，应先将门打开，不可用车撞门，以免引起患者的不适或损坏建筑物。

三、健康宣教要点

用平车推送患者时要注意使患者躺卧在平车中间，下坡和上坡的时候更要保持患者的头部在高处，以免引起患者的不适。推车行走时不要走得太快，避免因颠簸造成患者的不适。在运送患者的过程中，如果患者正在输液，而车上又无输液架时，要有另一位护士协助高举输液瓶，并注意保持液体点滴通畅。

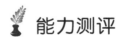

临床护理进展

铲式担架：是一种可分离型急救担架，分离成两部分后，可折叠，便于运输和携带。主要用于：①救护车转送骨折及瘫痪患者；②脊柱损伤患者的现场搬运；③手术患者的搬运；④患者日常护理时的搬运；⑤不宜人工搬运患者的搬运；⑥活动不便患者的搬运；⑦患者医技检查时的搬运。在不移动患者的情况下，迅速将患者置于手术台或病床上，或直接移置救护车担架上，从患者体下抽出担架；可在原地固定患者，减少对患者的二次伤害。

能力测评

A1 型题

1. 轮椅运送法错误的是

   A. 椅背与床尾平齐   B. 轮椅面向床头   C. 椅背与床头平齐

   D. 嘱患者尽量靠后坐   E. 保证患者安全，可系安全带

2. 平车运送法错误的是

   A. 挪动法平车紧靠床边   B. 一人法平车头端与床尾成钝角

   C. 二人法平车头端与床尾成钝角   D. 三人法平车头端与床尾成钝角

   E. 四人法平车头端与床尾成钝角

A2 型题

3. 张某，车祸致全身多处骨折，急需送医院，搬运时宜用

   A. 挪动法   B. 一人搬运法   C. 二人搬运法

   D. 三人搬运法   E. 四人搬运法

（李晓乾）

任务四　保护具的使用

　　保护具是用来限制患者身体或身体某部位的活动，以达到维护患者安全与治疗效果的各种器具。常用的保护具有床档、约束带、支被架等。

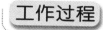

　　患者，女，76岁。白内障术后，极度虚弱，长期卧床。

工作任务

　　护士为患者使用保护具，以确保患者安全。

工作过程

一、操作流程

简要流程	操作要点
自身准备	1. 素质要求：衣帽整洁，语言柔和，举止端庄 2. 两人核对：核对执行单及医嘱，签名
评估	1. 患者病情：患者的年龄、意识状态、生命体征、肢体活动能力等 2. 治疗情况：损伤部位、手术部位、骨折或固定情况、管道情况 3. 局部：约束部位皮肤及循环情况
操作准备	1. 环境准备：病室整洁，温度适宜，关闭门窗；根据病情放平床头支架，移开床旁桌椅，必要时用屏风或隔帘遮挡 2. 护士准备：衣帽整洁，洗手，戴口罩 3. 用物准备：根据患者病情需要准备床档、约束带
操作过程	1. 核对解释：携用物至患者床旁，核对患者床号、姓名、腕带，向患者及家属解释保护具使用的目的及过程，取得患者配合 2. 环境准备：据病情放平床头支架，移开床旁桌椅 3. 患者准备：患者及家属了解保护具使用的意义并同意使用，协助患者取舒适体位，肢体处于功能体位，无血液循环障碍 4. 保护具应用 （1）床档：预防患者坠床 ·半自动床档（图2-4-1）：平时插入两侧床缘，可按需升降

简要流程	操作要点
操作过程	·木杆床档：使用时将床档稳妥固定于两侧床边。床档中间留活动门，操作时将门打开，平时将门关闭 ·多功能床档（图2-4-2）：使用时插入两侧床沿，不用时插入床尾，必要时可将床档取下垫于患者背部，做心脏按压时用 （2）约束带：限制躯体及肢体的活动 ·绷带（图2-4-3）：用于固定手腕或踝部。先用棉垫包裹手腕或踝部，再将宽绷带打成双套结，套于棉垫外，稍拉紧，然后将带子系于床沿。固定松紧适宜，注意观察受约束部位的皮肤颜色、温度、活动及感觉，发现肢体苍白麻木、冰冷时，立即放松约束带 ·肩部约束带：用于固定肩部，限制患者坐起。使用时，腋窝衬棉垫，将袖筒套于患者肩部，两袖筒上的细带在胸前打结固定，将两条长带尾端系于床头。必要时将枕头横立于床头。定时松解约束带，每1~2小时放松一次，协助患者翻身，确保患者安全、舒适 ·膝部约束带（图2-4-4）：用于固定膝部，限制患者下肢活动。使用时，在两膝衬棉垫，将约束带横放于两膝上，宽带下的两头带各固定一侧膝关节，然后将宽带两端系于床沿。使用约束带时肢体处于功能位 ·尼龙搭扣约束带（图2-4-5）：用于固定手腕、上臂、踝部、膝部。使用时，将约束带置于关节处，被约束部位衬棉垫，松紧适宜，对合约束带上的尼龙搭扣后，将带子系于床沿 （3）支被架（图2-4-6）：用于肢体瘫痪或极度虚弱的患者，防止盖被压迫肢体，导致不舒适或足下垂、足尖压疮等并发症；还用于烧伤患者的暴露治疗时。使用时将支被架罩于防止受压或需暴露的部位，盖好盖被，使患者肢体处于功能位
操作后	1. 整理安置：安置患者于舒适卧位，整理床单位，开窗通风 2. 清理用物：用物按医院规定妥善处理 3. 洗手记录：洗手，脱口罩，记录

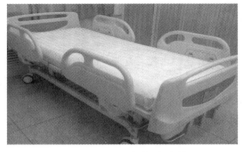

图2-4-1 半自动床档

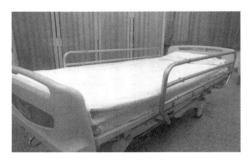

图2-4-2 多功能床档

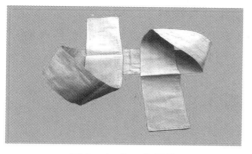

图 2 - 4 - 3　宽绷带

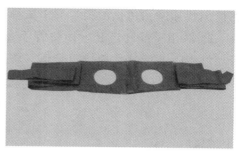

图 2 - 4 - 4　膝部约束带

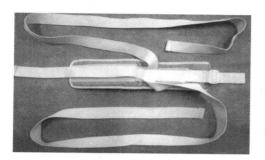

图 2 - 4 - 5　尼龙搭扣约束带

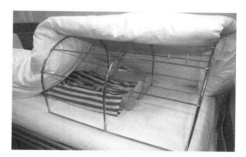

图 2 - 4 - 6　支被架

二、注意事项

1. 严格掌握保护具的应用指征，向患者及家属介绍保护具使用的必要性，以取得其理解，消除其心理障碍，保护患者自尊。

2. 制动性保护具只能短期使用，须定时松解约束带（一般每 2 小时松解一次）；同时注意患者肢体应处于功能位。

3. 使用约束带时，局部必须垫衬垫，松紧适宜，并经常观察局部皮肤颜色（一般每 15 ~ 30 分钟观察一次），必要时按摩局部，以促进血液循环。

4. 记录保护具使用的原因、使用时间、观察结果、所采取的护理措施、停止使用的时间。

三、健康宣教要点

1. 解释目的及注意事项：向患者解释保护具使用的目的和使用过程中引起的不良反应，如果在使用过程中出现任何不适，立即告知护士。

2. 使用方法的指导：向患者及患者家属介绍保护具的使用方法。

临床护理进展

1. 医用约束安全背心：适用于躁动患者。由强抗拉棉质布料剪裁而成，受力部位加宽加厚，超长的腰带绑于床梁，避免使用者自行解开。

2. 医用手部固定套（防拔管手套）：用于预防神志模糊及烦躁不安且有治疗性管道的患者非计划性地拔出管道；防止有自伤行为的患者自伤与抓伤。

能力测评

A1 型题

1. 使用约束带时应重点观察

 A. 精神状态   B. 衬垫是否衬好   C. 卧位是否舒适

 D. 约束带是否扎紧   E. 局部皮肤颜色和皮肤温度有无变化

2. 有关保护具的应用，错误的一项是

 A. 使用前向患者及家属解释清楚 B. 安置舒适卧位，经常更换卧位

 C. 扎紧约束带，定期按摩   D. 将枕头横立于床头，以免头部撞伤

 E. 床档必须两侧同时应用

3. 预防患者自伤或伤人的保护具是

 A. 约束带   B. 悬吊带   C. 棉圈

 D. 床档   E. 枕头

4. 烧伤患者采用暴露治疗时，可选用的保护具是

 A. 支被架   B. 约束带   C. 床档

 D. 肩部约束   E. 膝部约束

5. 保护具应用于

 A. 大手术后患者 B. 不配合治疗者 C. 休克患者

 D. 谵妄躁动者   E. 咯血者

（李晓乾）

任务五　患者跌倒的预防

患者跌倒的预防是指预防患者因各种原因跌倒而引发各种病变。

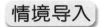

情境导入

患者，女，70岁，高血压患者。

工作任务

护士按照实际情况为患者进行跌倒预防的护理工作，以预防因跌倒而发生的各种病变。

工作过程

一、操作流程

简要流程	操作要点
自身准备	1. 素质要求：衣帽整洁，语言柔和，举止端庄 2. 两人核对：核对执行单及医嘱，签名
评估	1. 患者情况：神志，自理能力，步态等 2. 病理状况：用药，既往病史，目前疾病状况等 3. 环境因素：地面，各种标识，灯光照明，病房设施，患者衣着等
操作准备	1. 环境准备：病室整洁，温度适宜，关闭门窗；必要时用屏风或隔帘遮挡 2. 护士准备：衣帽整洁，洗手，戴口罩，定时巡视患者，严密观察患者的生命体征及病情变化，合理安排陪护 3. 给药：遵医嘱按时给患者服药，告知患者服药后注意事项，密切观察用药反应 4. 沟通交流：加强与患者及其家属的交流沟通，关注患者的心理需求。给予患者必要的生活帮助和护理 5. 创造良好的病室安全环境：地面保持干净，无水迹。走廊整洁，畅通无障碍物，光线明亮 6. 用物放置：呼叫器、便器等常用物品放在患者易取处
操作过程	1. 病床安置：将病床调至最低位置，并固定好床脚刹车，必要时加床档 2. 搬运患者：搬运患者时将平车固定，防止滑动，就位后拉好护栏 3. 下床：患者下床前放下床档，切勿翻越
操作后	1. 洗手记录：洗手，脱口罩，记录 2. 安全教育：对患者进行安全宣教，对有摔倒可能的患者提供帮助

二、注意事项

1. 患者床头应挂有"防跌倒"安全警示标记。

2. 指导患者正确使用呼叫铃。

3. 常用物品就近摆放，便于使用。

4. 离床活动或洗澡时应有人陪同。

5. 嘱患者穿防滑鞋。

6. 告知患者湿性拖地后避免不必要的走动。

7. 告知患者及家属患者存在跌倒高危因素，交代有关注意事项。

8. 做好相应的护理记录。

三、健康宣教要点

1. 解释相关操作的目的及注意事项。

2. 向患者解释患者跌倒预防的目的和重要性，若发生意外立即告知护士。

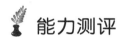 能力测评

A1 型题

1. 老年人跌倒后髋部疼痛，不能站立行走，应考虑

    A. 股骨颈骨折   B. 腓骨骨折   C. 颈骨骨折

    D. 膑骨骨折   E. 肱骨骨折

2. 为了预防患者跌倒，尽量将床的高度设置为

    A. 随患者意愿   B. 最高位   C. 最低位

    D. 方便医护人员操作   E. 方便患者家属护理

3. 跌倒被认为是老年人最常见的

    A. 并发症   B. 意外事件   C. 临床症状

    D. 致病因素   E. 致病诱发因素

4. 下面哪类患者有跌倒和坠床的危险

    A. 步态不稳者   B. 头晕、眩晕、血压不稳者

    C. 意识/精神障碍者   D. 使用毒性、麻醉、精神类药物者

    E. 以上都是

A2 型题

5. 患者，男，65 岁，有高血压病史 22 年。突然出现头晕、头痛，躁动不安，测血压 170/100mmHg，已通知医生，并给予了相应处理，此时从患者安全角度考虑，护理上应注意

    A. 活动受限   B. 瘫痪   C. 呕吐

D. 防坠床　　　　　　　　　E. 脑血管意外

6. 询问患者，如"你现在在什么地方？"是对哪项能力的评估

    A. 时间定向力　　　　　　B. 地点定向力　　　　　　C. 空间定向力

    D. 人物定向力　　　　　　E. 认知定向力

A3 型题

（7 ~ 11 题共用题干）

    用 Barthel 指数评定表评估患者自理能力与日常生活能力，请根据评定情况选择相应的分数。

    A. 100 分　　　　　　　　B. 60 分以上　　　　　　C. 40 ~ 60 分

    D. 20 ~ 40 分　　　　　　E. 20 分以下

7. 患者可以完全自理，不需要照顾

8. 患者需要帮助

9. 患者基本可以自理

10. 患者很需要帮助

11. 患者生活完全需要照顾

（李晓乾）

任务六　体温、脉搏、呼吸的测量

体温、脉搏、呼吸监测的目的是通过监测患者体温、脉搏、呼吸的变化，为患者病情的发生、发展、转归、治疗、护理提供依据。

情境导入

患者，男，以"感冒2天，今晨起头痛、头晕、全身发冷"为主诉入院。入院时患者神志清，精神差，面色苍白，伴寒战。

工作任务

护士为患者测量体温、脉搏、呼吸，以协助疾病诊断及治疗。

工作过程

一、操作流程

简要流程	操作要点
自身准备	1. 素质要求：服装、鞋、帽整洁，语言柔和，举止端庄 2. 两人核对：核对执行单及医嘱，签名
评估	1. 患者病情：患者年龄、病情、意识、治疗等情况，有无影响测量的因素 2. 治疗情况：患者用药情况 3. 局部：肢体活动，皮肤情况
操作准备	1. 环境准备：整洁、安静、安全 2. 护士准备：洗手，戴口罩 3. 患者准备：体位舒适，情绪稳定，测量前30分钟内无运动、进食、冷热敷、洗澡、坐浴等 4. 用物准备：治疗盘、弯盘2个（其一垫纱布，放消毒好的体温表）（图2-6-1）、纱布、记录单、笔、带秒针的表。若测肛温另备润滑油、棉签、卫生纸
操作过程	1. 核对解释：携用物至患者床旁，核对患者床号、姓名，向患者及家属解释操作目的、过程及配合方法 2. 环境准备：环境清洁、安静、光线适宜 3. 患者准备：协助患者取舒适体位，根据患者病情选择合适的测量部位

续表

简要流程	操作要点
操作过程	4. 测量体温：再次检查体温表水银柱是否在35℃以下，协助患者解开衣扣，擦干汗液，将体温计水银端紧贴腋窝深处皮肤，指导患者夹紧体温计，屈臂过胸，测量10分钟（图2-6-2） 5. 测量脉搏：护士以食指、中指、无名指的指端按压桡动脉，压力大小以能清晰触及脉搏搏动为宜，测量30秒，将所测得数值乘2，即为脉率。异常脉搏、危重患者应测1分钟（图2-6-3） 6. 测量呼吸：护士保持诊脉手势，观察患者胸部或腹部的起伏（一起一伏为1次呼吸），测量30秒，将所测得数值乘2，即为呼吸数。如有异常呼吸或婴儿应测1分钟。呼吸微弱或危重者可用少许棉花置于其鼻孔前，观察棉花被吹动的次数，计数1分钟，以得到准确的结果 7. 记录：记录脉搏、呼吸次数，取出体温计，读取体温数，置于弯盘中，放于治疗车下层，记录体温
操作后	1. 整理：安置患者于舒适卧位，整理床单位 2. 清理用物：用物按医院规定妥善处理 3. 洗手记录：洗手，脱口罩，绘制体温、脉搏、呼吸曲线

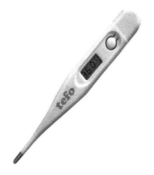

图2-6-1　体温计

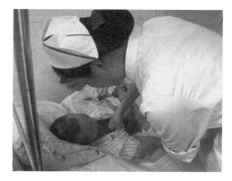

图2-6-2　腋温测量

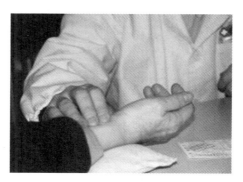

图2-6-3　脉搏测量

二、注意事项

1. 测量前 20～30 分钟应避免剧烈运动、进食、进冷热饮料、做冷热敷、洗澡、坐浴、灌肠等。

2. 婴幼儿及昏迷、精神异常、口腔疾病、口鼻手术、张口呼吸者禁用口腔测量法。偏瘫患者应测健肢。

3. 腹泻、直肠或肛门手术，心肌梗死患者不宜用直肠测温法。

4. 不可用拇指诊脉。异常脉搏、危重患者需测 1 分钟。脉搏弱难测时，用听诊器听心率 1 分钟。脉搏出现短绌时，应由 2 人同时测量，记录方法为"心率/脉率"。

5. 由于呼吸受意识控制，所以测呼吸时应不被患者察觉。在测量呼吸次数的同时，应注意观察呼吸的节律、深浅度及气味等变化。当患者呼吸微弱不易观察时，可用少许棉花放在患者鼻孔前，观察棉花纤维被吹动的次数，计数 1 分钟。

三、健康宣教要点

1. 解释目的及注意事项：向患者解释测量体温、脉搏、呼吸的目的及注意事项，指导患者测量前避免进食、饮热水、洗澡、情绪激动等影响测量的因素。

2. 体温测量指导：测量口温时如患者不慎咬破体温计，应立即清理口腔内碎玻璃。然后口服蛋清或牛奶以延缓汞的吸收，如病情允许，指导患者口服含粗膳食纤维的食物以促进汞的排泄。

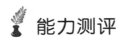

临床护理进展

红外线测温仪：依据测量部位不同，红外线测温仪分为耳温仪和额温仪。耳温仪测温范围为 34.0℃～44.0℃，额温仪测温范围为 30.0℃～50.0℃。

能力测评

A1 型题

1. 为患者测量腋温时，其正确的时间是测量
    A. 5 分钟　　　　　　　　B. 3 分钟　　　　　　　　C. 15 分钟
    D. 10 分钟　　　　　　　 E. 12 分钟

2. 为患者测量脉搏时，其首选的部位正确的是
    A. 颈动脉　　　　　　　　B. 桡动脉　　　　　　　　C. 足背动脉
    D. 肱动脉　　　　　　　　E. 股动脉

3. 为患者测量呼吸时，其正确值是
    A. 15～18 次 / 分　　　　B. 16～18 次 / 分　　　　C. 16～20 次 / 分

D. 18 ~ 20 次 / 分　　　　　E. 15 ~ 20 次 / 分

A2 型题

4. 患者，男，65 岁，因肺炎入院。为其测量体温，护士在操作时哪一项不妥

   A. 操作前耐心解释　　　　　　　　B. 应首选测量腋温

   C. 协助患者将体温计水银端放置于腋窝处　　D. 测温时间为 5 分钟

   E. 每次测温前应正确评估患者

5. 患者，男，65 岁，以"心悸、心慌、气短半月"为主诉入院。入院时为其测量脉搏，护士在操作时哪一项不妥

   A. 操作前耐心解释　　　　　　　　B. 应首选测桡动脉

   C. 协助患者取舒适体位　　　　　　D. 测量时间为 30 分钟

   E. 记录为：76 次 / 分

6. 患者，女，75 岁，入院后为其测量呼吸，护士在操作时哪一项不妥

   A. 操作前耐心解释，让患者放慢呼吸

   B. 保持诊脉手势，观察患者胸腹部起伏

   C. 协助患者取舒适体位

   D. 危重昏迷患者应使用棉絮

   E. 危重或婴幼儿应测 1 分钟

7. 患者，男，58 岁，因心房纤颤而发生了细脉，该患者测量脉搏的时候不妥的一项是

   A. 由两名护士测量

   B. 测量时间为 1 分钟

   C. 一人听心率，一人测脉搏

   D. 分数形式记录，心率在前，脉率在后

   E. 由患者家属计时，发口令

（李晓乾）

任务七　血压测量

　　血压的测量方法有两种，一是直接法，二是间接法。前者准确可靠，但属于创伤性操作，也会给患者身体和经济带来负担，具有一定的风险性。后者是利用血压计来进行测量，间接反映患者的体内血压值，是将血压和大气压进行比较，用血压高于大气压的数值表示血压的高低。这种方法基本能反映患者的血压，且方便易操作，故临床多采用间接测量方法。

　　间接测量血压法中采用的血压计主要有三种，分别是水银血压计、无液血压计、电子血压计。由于其各自不同的特性，目前国内临床多采用的是水银血压计。在患者测量部位的选择上以常见的上肢肱动脉居多。测量患者血压可以判断血压有无异常，在设定时间内多次测量可动态监测血压变化，间接了解患者循环系统功能状况，可协助诊断。

情境导入

　　患者，男，38岁，以"头晕、头痛、多汗、烦躁、耳鸣"入院。查体：患者血压 180/110mmHg。医嘱：血压监测，4次/日。

工作任务

　　护士遵医嘱为患者测量血压，为诊断治疗提供依据。

工作过程

一、操作流程

简要流程	操作要点
自身准备	1. 素质要求：服装、鞋、帽整洁，语言柔和，举止端庄 2. 两人核对：核对执行单及医嘱，签名
评估	1. 患者病情：年龄、病情、心理状态、合作程度 2. 治疗情况：治疗及用药情况
操作准备	1. 环境准备：整洁、安静、光线充足 2. 护士准备：衣帽整洁，洗手，戴口罩 3. 用物准备：血压计、听诊器、记录本（体温单）、笔（图2-7-1）

简要流程	操作要点
操作过程	1. 核对解释：携用物至患者床旁，核对患者床号、姓名，向患者及家属解释测量血压的目的、过程及配合方法 2. 环境准备：环境清洁、安静，光线适宜 3. 患者准备：根据病情采取坐位或仰卧位，被测肢体和心脏处于同一水平位（坐位平第4肋，卧位平腋中线）（图2-7-2） 4. 缠绕袖带 （1）手臂放置：卷袖过肘，手掌向上，肘部伸直（如患者衣袖过紧须脱衣袖） （2）放血压计：打开血压计，垂直放置，打开水银槽开关 （3）缠绕袖带：驱尽袖带内空气，袖带橡胶管向下，袖带中部对准肘窝，袖带下缘距肘窝2~3cm（图2-7-3），平整无褶缠绕，松紧以能伸进一指为宜 5. 加压注气 （1）置听诊器：先摸肱动脉搏动，听诊器胸件放在肱动脉搏动最明显处（图2-7-4），一手稍固定，另一手握输气球，关闭压力阀门 （2）充气：充气至肱动脉搏动音消失后，再充20~30mmHg 6. 缓慢放气：以每秒4mmHg的速度缓慢放气，注意倾听肱动脉搏动音的变化 7. 判断：听到第一声搏动音时所对的水银计标尺上的刻度所指为收缩压；搏动音突然减弱或消失时所对的水银计标尺上的刻度所指为舒张压 8. 整理 （1）整理袖带：测量后，驱尽袖带内气体，整理折叠袖带，放于盒内 （2）关水银槽开关：血压计右倾45°，待水银全部回流完，关水银槽开关（图2-7-5），放平血压计
操作后	1. 整理安置：安置患者于舒适卧位，整理床单位 2. 清理用物：用物按医院规定妥善处理 3. 记录：以分数形式记录，记作：收缩压/舒张压mmHg，如120/80mmHg

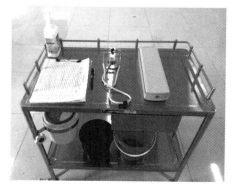

图2-7-1　血压测量用物

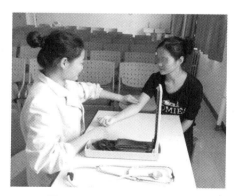

图2-7-2　患者准备坐位

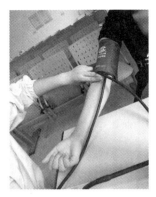

图 2 - 7 - 3　袖带位置

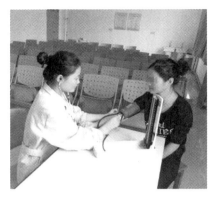

图 2 - 7 - 4　胸件位置

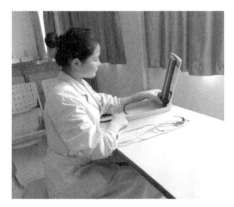

图 2 - 7 - 5　右倾关闭

二、注意事项

1. 测量前患者是否心情平静，有干扰因素如运动、进食、哭泣、情绪激动等时可休息 30 分钟，平静后再进行测量。

2. 如需动态监测血压值，应做到四定：定时间、定部位、定体位、定血压计。

3. 正确选择测量部位：偏瘫者应选择健侧肢体测量；一侧肢体有干扰因素如正在输液、有外伤、进行手术时，皆须在健侧测量。

4. 排除影响血压的因素：袖带过高则测得值偏低，袖带过低则测得值偏高；袖带过紧则测得值偏低，袖带过松则测得值偏高；肱动脉高于心脏水平则测得值偏低，肱动脉低于心脏水平则测得值偏高；视线高于水银柱则测得值偏低，视线低于水银柱则测得值偏高。

5. 发现血压听不清或有异常，或者测得值和观察到的表现不符，有疑义时需重新进行测量。须待水银柱降至"0"点，且患者休息后再进行测量。必要时需双侧测量进行对照。

三、健康宣教要点

1. 解释目的及注意事项：向患者解释血压测量的目的和患者的准备。
2. 饮食指导：高血压及低血压患者的饮食指导。

四、操作评价标准

<table>
<tr><td colspan="2">项目</td><td>分值</td><td>考核评价要点</td><td colspan="4">评价等级</td><td>得分</td><td>存在问题</td></tr>
<tr><td colspan="2"></td><td></td><td></td><td>A</td><td>B</td><td>C</td><td>D</td><td></td><td></td></tr>
<tr><td colspan="2" rowspan="3">自身准备</td><td rowspan="3">8</td><td>1. 服装、鞋、帽整洁</td><td>2</td><td>1</td><td>0.5</td><td>0</td><td></td><td></td></tr>
<tr><td>2. 语言柔和，举止端庄</td><td>3</td><td>2</td><td>1</td><td>0</td><td></td><td></td></tr>
<tr><td>3. 核对执行单及医嘱</td><td>3</td><td>2</td><td>1</td><td>0</td><td></td><td></td></tr>
<tr><td colspan="2" rowspan="2">评估</td><td rowspan="2">8</td><td>1. 核对、解释准确</td><td>2</td><td>1</td><td>0.5</td><td>0</td><td></td><td></td></tr>
<tr><td>2. 患者病情、身心状况、有无影响因素</td><td>6</td><td>5</td><td>3</td><td>1</td><td></td><td></td></tr>
<tr><td rowspan="6">操作准备</td><td rowspan="2">环境</td><td rowspan="2">2</td><td>1. 环境整洁、安静，光线适宜</td><td>1</td><td>0.5</td><td>0</td><td>0</td><td></td><td></td></tr>
<tr><td>2. 盘、车清洁准确</td><td>1</td><td>0.5</td><td>0</td><td>0</td><td></td><td></td></tr>
<tr><td rowspan="3">用物</td><td rowspan="3">4</td><td>1. 物品齐全、准确、有序</td><td>2</td><td>1</td><td>0.5</td><td>0</td><td></td><td></td></tr>
<tr><td>2. 放置合理，避免落地</td><td>1</td><td>0.5</td><td>0</td><td>0</td><td></td><td></td></tr>
<tr><td>3. 检查血压计、听诊器各部件</td><td>1</td><td>0.5</td><td>0</td><td>0</td><td></td><td></td></tr>
<tr><td>护士</td><td>2</td><td>洗手、戴口罩正确</td><td>2</td><td>1</td><td>0.5</td><td>0</td><td></td><td></td></tr>
<tr><td rowspan="13">操作过程</td><td>核对解释</td><td>2</td><td>再次核对，目的、方法解释合理</td><td>2</td><td>1</td><td>0.5</td><td>0</td><td></td><td></td></tr>
<tr><td>环境</td><td>2</td><td>安静、整洁、光线适宜</td><td>2</td><td>1</td><td>0.5</td><td>0</td><td></td><td></td></tr>
<tr><td>患者准备</td><td>2</td><td>患者体位舒适</td><td>2</td><td>1</td><td>0.5</td><td>0</td><td></td><td></td></tr>
<tr><td rowspan="3">缠绕袖带</td><td rowspan="3">14</td><td>1. 手臂高度适宜</td><td>4</td><td>3</td><td>2</td><td>1</td><td></td><td></td></tr>
<tr><td>2. 血压计位置正确合理</td><td>3</td><td>2</td><td>1</td><td>0</td><td></td><td></td></tr>
<tr><td>3. 缠绕袖带高低、松紧度适宜</td><td>7</td><td>5</td><td>3</td><td>1</td><td></td><td></td></tr>
<tr><td rowspan="2">加压注气</td><td rowspan="2">12</td><td>1. 听诊器胸件位置正确</td><td>4</td><td>3</td><td>2</td><td>1</td><td></td><td></td></tr>
<tr><td>2. 充气速度适宜，准确读取血压值</td><td>8</td><td>6</td><td>4</td><td>2</td><td></td><td></td></tr>
<tr><td>缓慢放气</td><td>9</td><td>放气速度适宜</td><td>9</td><td>7</td><td>5</td><td>3</td><td></td><td></td></tr>
<tr><td>判断</td><td>9</td><td>判断血压</td><td>9</td><td>7</td><td>5</td><td>3</td><td></td><td></td></tr>
<tr><td rowspan="2">整理</td><td rowspan="2">8</td><td>1. 整理袖带</td><td>3</td><td>2</td><td>1</td><td>0</td><td></td><td></td></tr>
<tr><td>2. 关水银槽开关</td><td>5</td><td>4</td><td>3</td><td>1</td><td></td><td></td></tr>
<tr><td colspan="2" rowspan="3">操作后</td><td rowspan="3">8</td><td>1. 整理</td><td>2</td><td>1</td><td>0.5</td><td>0</td><td></td><td></td></tr>
<tr><td>2. 清理用物</td><td>2</td><td>1</td><td>0.5</td><td>0</td><td></td><td></td></tr>
<tr><td>3. 记录</td><td>4</td><td>3</td><td>2</td><td>1</td><td></td><td></td></tr>
</table>

续表

项目	分值	考核评价要点	评价等级				得分	存在问题
			A	B	C	D		
评价	10	操作熟练，动作规范、准确；关爱患者	7	5	3	1		
		操作时间 <5 分钟	3	2	1	0		
总分	100							

注：评分等级为 A 级表示操作熟练、规范，无缺项，与患者沟通自然，语言通俗易懂；B 级表示操作欠熟练、规范，有 1~2 处缺项，与患者沟通欠自然；C 级表示操作欠熟练、规范，有 2~3 处缺项，与患者沟通较少；D 级表示操作不熟练，有 3~4 处缺项，与患者无沟通

临床护理进展

临床针对高血压患者可测量动态血压。动态血压监测是让患者佩戴动态血压记录器，该测量仪自动按设置的时间间隔进行血压测量。动态血压与偶测血压相比有如下优点。

1. 动态血压避免了情绪、运动、进食、吸烟、饮酒等影响血压因素，更能客观真实地反映血压情况。

2. 动态血压能反映血压的昼夜节律状况，评估血压的波动状况。

3. 鉴别原发性高血压与继发性高血压，对早期轻度高血压或临界高血压患者具有更高的检出率。

4. 动态血压可指导药物治疗以及对药物疗效的判定。

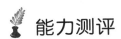 能力测评

A1 型题

1. 为患者测量血压时，以下哪项不是影响血压值的因素

　　A. 患者的年龄、性别和睡眠质量　　　　B. 血压计袖带的高低、松紧

　　C. 患者的体位和情绪因素　　　　　　　D. 血压计的准确程度

　　E. 患者液体的输入量

2. 目前国际上统一的高血压诊断标准为

　　A. 120/80mmHg　　　　　　　　　　　B. 130/85mmHg

　　C. 140/90mmHg　　　　　　　　　　　D. 150/95mmHg

　　E. 160/100mmHg

A2 型题

3. 患者，女，82 岁，步行入院。入院后为其测量血压，护士在操作时哪一项不妥

　　A. 操作前耐心解释　　　　　　　　　　B. 立即为其测量

C. 协助患者取舒适体位　　　　　　　　D. 让患者休息 30 分钟后测量

E. 询问患者有无高血压史

A3 型题

(4~5 题共用题干)

患者，男，80 岁，以"头晕、头痛半年"为主诉入院。入院时测得血压值为 190/110mmHg。

4. 上述患者的血压值，初步判断属于

A. 低血压　　　　　　　　　　　　　　B. 理想血压

C. 临界高血压　　　　　　　　　　　　D. 高血压

E. 以上都不是

5. 上述患者症状发生后，正确的处理方法是

A. 嘱患者在医院花园休息后再次测量

B. 立即吸氧

C. 密切监测血压变化，嘱其卧床休息并告知医生

D. 多食高脂肪、高胆固醇食物

E. 每次为患者测血压时需更换不同的血压计

(席卫娟)

任务八　体温单的绘制

体温单用于记录患者的体温、脉搏、呼吸及其他情况，如出入院、手术、分娩、转科或死亡时间、大便、小便、出入量、血压、体重、药物过敏等。患者住院期间，体温单应排列在病案首页，以方便医护人员查阅。

情境导入

患者，男，50岁，以"咳嗽伴胸闷、胸痛2天"为主诉入院。入院时患者神志清，精神差，体温37.4℃，脉搏96次/分，呼吸21次/分，血压120/70mmHg。

工作任务

护士将生命体征测量值绘制于体温单。

工作过程

一、操作流程

简要流程	操作要点
自身准备	素质要求：衣帽整洁，语言柔和，举止端庄，认真仔细，严谨客观
评估	1. 患者病情：患者的生命体征及病情变化 2. 基本情况：患者出入院、手术、分娩、转科或死亡时间 3. 治疗情况：患者出入量、体重、药物过敏及其他情况等
操作准备	1. 环境准备：环境清洁，光线充足 2. 护士准备：洗手，熟悉体温单绘制的方法 3. 用物准备：记录本、笔、体温单（图2-8-1） 4. 信息准备：收集到的患者基本信息以及相关参数
操作过程	1. 环境准备：环境清洁、安静，光线适宜 2. 眉栏填写：用蓝色笔填写患者姓名、科别、病室、床号、住院日期、住院日数等项目 3. 入院日期：用蓝笔填写，每页第1天填写年、月、日，中间用短线隔开，如"2016-08-18"，其余6天只填日。如在6天中遇有新的月份或年度开始时，则应填写月、日或年、月、日（图2-8-2）

简要流程	操作要点
操作过程	4. 术后日数：用红笔填写手术或分娩后日期，以手术（或分娩）的次日为术后（或分娩后）第 1 日，用阿拉伯数字依次填写至第 14 日止；如在 14 天内再次手术，则停写第一次手术天数，于第二次手术当日写Ⅱ－0，连续填至 14 天为止（图 2－8－3） 5. 40℃~42℃：用红笔在相应时间栏内纵行填写入院、手术、分娩、转科、出院和死亡的时间。如"入院——十时三十分" 6. 体温曲线：用蓝笔绘制，口温符号为"●"、腋温为"×"、肛温为"○"，相邻两次符号之间用蓝线相连。物理或药物降温 30 分钟后所测温度，用红色"○"表示，绘在降温前体温符号的同一纵格内，并以红虚线与降温前温度相连，下次所测体温符号与降温前的体温符号以蓝线相连（图 2－8－4） 7. 脉搏曲线：用红笔绘制，脉率符号为红实点"●"，心率符号用红色"○"。相邻的脉率或心率用红线相连。绌脉时相邻心率用红线相连，在脉率和心率之间用红笔画线填满。如体温和脉搏在同一点上，应先绘制蓝色体温符号，外画红圈以表示脉搏（图 2－8－5） 8. 呼吸曲线：用蓝笔绘制，符号为"○"，相邻的呼吸符号用蓝线相连 9. 底栏填写 （1）大便次数：每 24 小时记录一次，如未解大便记为"0"，大便失禁和假肛以"※"表示，灌肠符号以"E"表示 （2）尿量：以毫升计算，记录前一日 24 小时的总尿量 （3）出入液量：以毫升计算，记录前一日 24 小时的出、入量 （4）体重：以千克计算填入。新入院患者应在相应时间栏内记录体重，住院患者应每周测量记录体重一次。入院或住院期间因病情不能测量体重时，分别用"平车"或"卧床"表示 （5）血压：新入院患者需记录血压，住院患者至少每周记录血压一次。一日内连续测量血压者，则上午血压写在前半格，下午写在后半格内，术前血压写在前面，术后血压写在后面。7 岁以下患儿不测血压 （6）药物过敏：填写过敏的药物。用蓝色笔填写药物过敏种类，用红色笔在种类之后的括号内注明（＋）。并在每次添加转抄体温单时抄录过来 （7）其他：根据病情需要填写，如特殊用药、腹围等 （8）页码：用蓝墨水笔逐页填写
操作后	整理用物：用物归位，整理住院病历，体温单按照合理次序放置

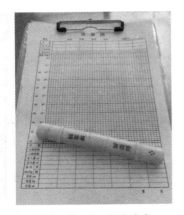

图 2-8-1 用物准备

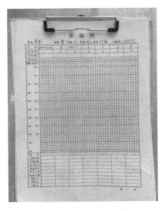

图 2-8-2 眉栏填写

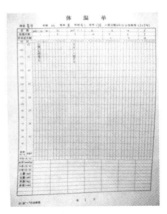

图 2-8-3 术后日数及
入院时间填写

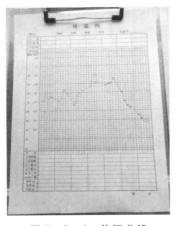

图 2-8-4 体温曲线

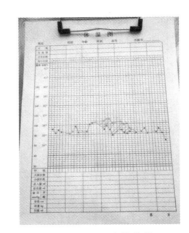

图 2-8-5 脉搏曲线

二、注意事项

1. 眉栏各项填写正确。
2. 资料必须正确客观，且及时记录。
3. 生命体征曲线绘制正确、清楚，能够反映病情动态。

临床护理进展

　　临床为了提高护理工作效率，有软件开发公司开发出了电子体温单绘制系统（图 2-8-6）。学习该系统并熟练掌握，可解放劳动力，同时操作比较规范、明晰，方便查阅和统一管理，同时能够推进医护工作的电子办公化。

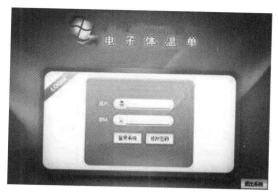

图 2-8-6　电子体温绘制系统

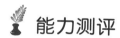 能力测评

A1 型题

1. 对于体温单的眉栏书写，以下错误的一项是
   A. 用蓝墨水笔填写患者姓名、科别等　　B. 住院日数从入院后第二天开始填写
   C. 每一页第一日应填写年、月、日　　D. 住院日数从入院后第一天开始填写
   E. 用蓝墨水笔填写手术（分娩）后日数

2. 关于体温图的绘制，以下哪一项叙述是正确的
   A. 腋温为蓝 "●"
   B. 口温为 "○"
   C. 心率以红 "○" 表示
   D. 脉搏以蓝 "○" 表示
   E. 以上都正确

3. 填写体温图底栏时，以下不正确的是
   A. 大便失禁和假肛用 "※" 表示
   B. 灌肠符号以 "E" 表示
   C. 药物过敏填写过敏的药物
   D. 记录前一日 24 小时的出入量
   E. 页码用红墨水笔逐页填写

A2 型题

4. 患者，男，65 岁，以肺炎入院。为其测量体温，护士在操作时哪一项不妥
   A. 操作前耐心解释
   B. 应首选测量腋温
   C. 协助患者将体温计水银端放置于腋窝处
   D. 测温时间为 5 分钟
   E. 每次测温前应正确评估患者

（席卫娟）

任务九　患者出入院护理

　　入院护理指患者经门诊诊断或者急诊急救处理后，经医生诊断确需住院治疗，需要进行一系列入院护理工作，使患者尽快适应角色，积极配合治疗和护理。出院护理指患者通过住院治疗后，病情好转或者痊愈，由医生开具出院证明后，护士进行的一系列出院护理工作。

情境导入

　　患者，女，69 岁，因低血压入院。护理检查：体温 35℃，脉搏 60 次/分，呼吸 18 次/分，血压 85/50mmHg，患者现来院寻求治疗，无家属陪同，经一个月治疗后血压恢复正常，病情好转。

工作任务

　　护士为患者进行入院和出院护理。

工作过程

一、操作流程

简要流程	操作要点
自身准备	素质要求：衣帽整洁，语言柔和，举止端庄，热情礼貌、思路清晰，沟通能力良好
评估	1. 患者病情：患者的基本信息 2. 基本情况：患者出入院时间、方式，是否有陪人
操作准备	1. 环境准备：环境清洁，光线适宜 2. 护士准备：熟悉出入院的程序及护理工作内容 3. 用物准备：体温表、血压计、体重秤、各种医疗护理表格
操作过程	（一）一般患者入院护理 1. 环境准备：环境清洁安静、光线适宜 2. 准备工作：护士业务能力、沟通能力 3. 迎接新患者：护士礼貌热情迎接，将备用床改为暂空床，相互介绍（患者和护士之间的介绍、医生和患者之间的介绍、病友之间的介绍，后两者由护士主持完成） 4. 通知医生查体 5. 测量生命体征及身高体重

续表

简要流程	操作要点
操作过程	6. 通知营养室准备膳食 7. 建立住院病历（图 2-9-1） （1）排列住院病案：体温单、医嘱单、入院记录、病史及体格检查、病程记录、会诊记录、各种检查报告单、护理病案、住院病历首页（图 2-9-2）、住院证及门诊病案 （2）填写各种表格眉栏：用蓝（黑）色笔填写 （3）填写入院时间：用红色笔在体温单 40℃～42℃ 栏内纵行填写 （4）记录首次体温、脉搏、呼吸、血压、身高、体重 （5）填写患者入院登记本、诊断卡、床尾卡 8. 介绍指导：护士帮助患者熟悉住院环境，讲解规章制度以及常规标本留取过程中需要患者配合的事项 9. 入院护理评估：需在患者入院 24 小时内完成 （二）急诊患者入院护理 1. 环境准备：环境清洁安静、光线适宜 2. 准备工作：护士业务能力强，具备急救护理工作常识 3. 通知医生急救：护士做好急救准备 4. 准备病床单位：病室为急救室或者急危重病室，病床为麻醉床 5. 准备急救物品：包括器材和急救药品，如急救车（图 2-9-3）、氧气（图 2-9-4）、吸引器（图 2-9-5）、输液用物、急救包、心三联和呼吸三联药品 6. 主动配合：按照急救护理工作守则开展工作，在医生未到之前和医生到来之后分重点进行急救工作，正确执行急救医嘱，做好护理记录 7. 询问病史 （三）出院护理 1. 环境准备：环境清洁安静、光线适宜 2. 准备工作：护士业务能力、沟通能力 3. 出院前护理 （1）通知患者及家属：根据出院医嘱，做好协调工作 （2）出院前健康教育：包括饮食、运动、情绪、用药、复诊等 （3）心理护理 （4）征求患者意见：提高护理服务质量 4. 出院时护理 （1）执行出院医嘱：消除患者住院期间的治疗护理痕迹 （2）填写出院护理记录本 （3）排列出院病历：住院病历首页、住院证、出院记录或死亡记录、入院记录、病史及体格检查、病程记录、会诊记录、各种检查报告单、护理病案、医嘱单、体温单 （4）协助整理用物 （5）护送出院 5. 出院后处理：消除患者住院期间的生活痕迹，包括用物、家具、地面、空气等的处理
操作后	1. 入院护理：协助整理物品，开展院内护理工作 2. 出院护理：用物清理、整理、消毒、归位、复原

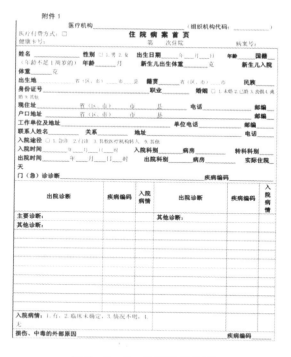

图 2-9-1　住院病历

图 2-9-2　住院病历首页

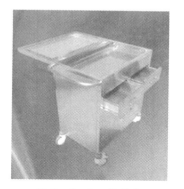

图 2-9-3　抢救车

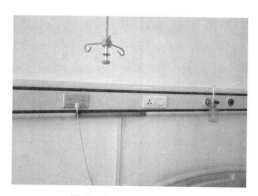

图 2-9-4　吸氧装置

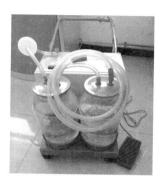

图 2-9-5　吸引器

二、注意事项

1. 护士热情礼貌，注意避开患者忌讳的词语。

2. 以患者为中心，加强心理护理。

3. 熟悉入院和出院护理流程。

三、健康宣教要点

1. 入院护理时患者对患者角色的认可，对规章制度的学习，对科室的认同感的培养。

2. 出院护理时患者对所患疾病知识的增加，情志的调节，和谐的人际关系建立。

临床护理进展

国内由于医院护理人员配备不足，现行的主要是院内护理，即患者在住院期间的护理工作。由于护理理念转变为以"人的健康"为中心的护理，在患者结束住院治疗后，我们有必要进行电话回访，甚至是登门家访，可以更好地了解患者情况，针对一些康复患者更能提供优质的指导和服务，还可以把我们的服务对象由"人"扩大到"人群"。

能力测评

A1 型题

1. 出院后医疗护理文件应保管于

    A. 住院处　　　　　　　B. 患者　　　　　　　　C. 护理部

    D. 病案室　　　　　　　E. 医务处

2. 患者在住院期间，病案应保管于

    A. 住院处　　　　　　　B. 护士站　　　　　　　C. 护理部

    D. 病案室　　　　　　　E. 医务处

3. 以下说法正确的是

    A. 急救患者时护士不必执行口头医嘱

    B. 护士应等医生到来后参与急救即可

    C. 急救患者时护士可执行口头医嘱

    D. 急救患者时不用做护理记录

    E. 急救患者病历只能用红色笔填写

A2 型题

4. 患者，男，59 岁，因心力衰竭入院。患者呼吸困难，护士应首先进行以下哪项工作
   A. 通知医生并做术前准备
   B. 立即护送患者入病区
   C. 了解患者情况
   D. 先进行卫生处置
   E. 介绍医院规章制度

（席卫娟）

情境三　患者生活支持

任务一　口腔护理

根据患者的状况不同，临床上经常对昏迷、高热、病情危重不能自理、禁食、鼻饲等患者进行特殊口腔护理，每日 2～3 次，进而保持口腔清洁、湿润，增加患者的舒适感。对因抵抗力低下、气管插管、气道开放、长期鼻饲、大量抗生素和激素长期使用等诸多因素易诱发口腔疾病的患者，通过口腔护理可以预防口腔并发症和肺部感染的发生。口腔护理能够防止口臭、口垢，增进食欲，保持口腔正常功能，为患者进行口腔护理还可观察口腔黏膜和舌苔的变化及特殊的口腔气味，提供病情的动态信息。下面以特殊情况下的口腔护理为例进行介绍。

情境导入

患者，女，56 岁，因脑出血昏迷入院。护理检查：体温 37℃，脉搏 90 次/分，呼吸 20 次/分，血压 150/90mmHg，口腔装有义齿，左侧口腔黏膜有一 0.5cm × 0.5cm 大小的溃疡。医嘱：口腔护理，2 次/天。

工作任务

护士为患者进行口腔护理，保持口腔清洁、湿润，使患者舒适，同时预防并发症。

工作过程

一、操作流程

简要流程	操作要点
自身准备	1. 素质要求：衣帽整洁，语言柔和，举止端庄 2. 两人核对：核对执行单及医嘱，签名
评估	1. 患者病情：患者病情、自理能力、治疗及用药情况 2. 心理状况：对接受口腔护理的反应、顾虑及合作程度 3. 口腔情况：评估患者口唇、牙齿、牙龈、舌、口腔黏膜等情况有无异常

简要流程	操作要点
操作准备	1. 环境准备：环境清洁，安静，舒适 2. 护士准备：衣帽整齐，洗手，戴口罩 3. 患者准备：患者了解口腔护理的目的及配合要点 4. 用物准备 （1）治疗车上层：治疗碗（内盛含漱口液的棉球不少于16个，弯血管钳，镊子）、压舌板、治疗巾、纱布（图3-1-1）（以上物品可用一次性口腔护理包〔图3-1-2〕，漱口溶液临时倒取）、弯盘、漱口杯、吸水管、棉签、手电筒，需要时备张口器。根据患者口腔情况准备局部用药（如锡类散、新霉素、口腔薄膜、西瓜霜、金霉素甘油、口腔溃疡膏、消炎散、口洁净等）和漱口溶液 （2）治疗车下层：生活垃圾桶、医疗垃圾桶
操作过程	1. 核对解释：携用物至患者床旁，核对患者床号、姓名，向患者及家属解释操作目的、过程及配合方法 2. 环境准备：环境清洁安静、光线适宜 3. 患者准备：助患者侧卧（或头偏向一侧），面向操作者，颌下围治疗巾，弯盘置患者口角旁 4. 观察口腔状况：以棉球湿润口唇，嘱患者张口，一手持手电筒，一手用压舌板轻轻撑开颊部观察口腔情况。长期应用抗生素者应观察口腔黏膜有无真菌感染；如有活动性义齿应取下，用冷开水冲刷干净，暂不用时浸于清水中（切勿用乙醇浸泡） 5. 清洁牙齿：协助患者用温开水漱口后，嘱患者咬合上下牙齿，用压舌板轻轻撑开左侧颊部，用弯血管钳夹取含漱口液棉球（图3-1-3），纵向擦洗磨牙至门齿，同法擦洗对侧（图3-1-4）；之后嘱患者张口，依次擦净牙齿的上内侧面、上咬合面、下内侧面、下咬合面，然后弧形擦洗颊部黏膜。同法擦洗对侧；最后嘱患者张口，伸舌，擦洗硬腭、舌面、舌下。擦洗过程中动作应轻柔，特别是对凝血功能差的患者，要防止碰伤黏膜及牙龈 6. 清洁后含漱：擦洗完毕，助患者用吸管吸漱口液漱口 7. 再次观察：确定口腔清洁是否有效，有义齿患者协助患者佩戴义齿。口唇涂一层液体石蜡或润唇膏，如有口腔黏膜溃疡，局部可涂口腔溃疡膏，口唇干燥者可涂石蜡油，撤去治疗巾，擦干面部
操作后	1. 整理：安置舒适卧位，整理床单位 2. 清理用物：用物按医院规定妥善处理，清洁消毒后备用 3. 洗手记录：洗手，脱口罩，记录护理时间

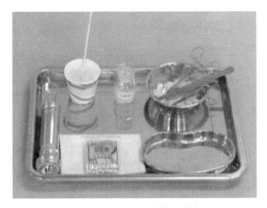

图 3-1-1　口腔护理用物

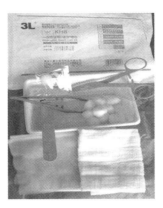

图 3-1-2　一次性用物

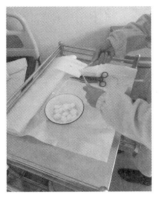

图 3-1-3　棉球拧至不滴水

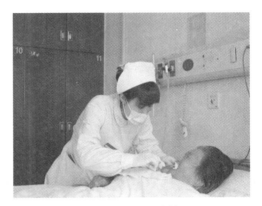

图 3-1-4　口腔护理

二、注意事项

1. 护士操作方法正确、动作轻巧、细致、患者无操作性损伤。

2. 患者口唇湿润，口腔清洁、感觉舒适，口腔疾患得到治疗。

3. 昏迷患者忌漱口，且棉球不宜太湿。多数情况需要使用开口器，且不宜暴力。

4. 患者健康知识增加，知晓其口腔护理的重要性，积极配合。

三、健康宣教要点

1. 口腔卫生指导：漱口溶液的选择、牙刷的选择、牙膏的选择。

2. 口腔护理重要性的认识。

3. 指导患者本人或者家属进行口腔护理工作。

四、操作评价标准

项目		分值	考核评价要点	评价等级				得分	存在问题
				A	B	C	D		
自身准备		8	1. 衣、帽、鞋整洁、合理	2	1	0.5	0		
			2. 语言柔和，举止端庄	3	2	1	0		
			3. 核对执行单及医嘱，两者无误	3	2	1	0		
评估		8	1. 核对、解释准确	2	1	0.5	0		
			2. 患者病情、身心状况、口腔状况评估，如需漱口，漱口液的准备情况	6	5	3	1		
操作准备	环境	2	1. 环境整洁、安静，光线适宜	1	0.5	0	0		
			2. 盘、台、车清洁准确	1	0.5	0	0		
	用物	4	1. 物品齐全准确	1	0.5	0	0		
			2. 放置合理，避免落地	1	0.5	0	0		
			3. 检查口腔护理用物或者一次性口腔护理包	1	0.5	0	0		
			4. 根据口腔状况准备漱口液及药物准确	1	0.5	0	0		
	护士	2	洗手、戴口罩正确	2	1	0.5	0		
操作过程	核对解释	2	再次核对，目的方法解释准确	2	1	0.5	0		
	环境	2	安静、整洁、光线适宜	2	1	0.5	0		
	患者准备	2	患者体位舒适	2	1	0.5	0		
	口腔护理	52	1. 观察口腔状况准确、认真、仔细	14	11	8	5		
			2. 清洁牙齿完全无遗漏	20	15	10	5		
			3. 清洁后含漱，漱口液选择合理	13	10	7	4		
			4. 再次观察	5	4	3	1		
操作后		8	1. 协助患者舒适卧位，整理床单位	2	1	0.5	0		
			2. 用物处理得当	4	3	2	1		
			3. 记录方法正确	2	1	0.5	0		
评价		10	操作熟练，应变能力强，动作规范、轻巧、稳重、准确、安全、无污染；关爱患者，沟通有效；患者无不适	7	5	3	1		
			操作时间＜8分钟	3	2	1	0		
总分		100							

注：评分等级为 A 级表示操作熟练、规范，无缺项，与患者沟通自然，语言通俗易懂；B 级表示操作欠熟练、规范，有 1~2 处缺项，与患者沟通欠自然；C 级表示操作欠熟练、规范，有 2~3 处缺项，与患者沟通较少；D 级表示操作不熟练，有 3~4 处缺项，与患者无沟通

临床护理进展

临床使用的口腔护理液有生理盐水、碳酸氢钠、呋喃西林、双氧水等 28 种。近年来，国内一些新型口腔护理液的研发更易被患者接受。如 0.5% 聚维酮碘具有清香味，口泰略带微苦清凉味；使用 0.12% 洗必泰为患者进行口腔护理，能降低医源性肺炎的发生率。其他一些中药漱口液（如金银花、野菊花）可清热、解毒、消肿、止血、抗菌，适用于口臭、牙龈出血、口腔黏膜破溃的患者。

能力测评

A1 型题

1. 以下哪种患者不需进行特殊口腔护理
    A. 高热患者　　　　　　　　B. 昏迷患者　　　　　　　　C. 下肢外伤患者
    D. 危重患者　　　　　　　　E. 禁食患者

2. 为意识清醒的白血病患者做口腔护理时，操作错误的是
    A. 用开口器协助患者张口　　　　　B. 操作时动作轻柔，勿损伤口腔黏膜
    C. 观察口腔黏膜　　　　　　　　　D. 血管钳夹紧棉球，蘸水不可过多
    E. 注意擦净各面

3. 为昏迷患者取下义齿后，正确的处理方法是
    A. 冲洗刷净，口腔护理后戴上　　　B. 冲洗刷净后，浸泡于热水中
    C. 冲洗刷净后，浸泡于 70% 乙醇中　D. 冲洗刷净后，浸泡于冷水中
    E. 放入 95% 乙醇中

A3 型题

（4~5 题共用题干）

李某，男，40 岁，因发热入院，口腔内有多处溃疡，破溃表面有绿色分泌物。

4. 该患者口腔黏膜发生了何种细菌感染
    A. 大肠埃希菌　　　　　　　B. 肺炎球菌　　　　　　　C. 铜绿假单胞菌
    D. 链球菌　　　　　　　　　E. 真菌

5. 进行口腔护理时，患者应选用哪种漱口液
    A. 0.1% 醋酸溶液　　　　　　B. 1%~3% 过氧化氢溶液　　C. 朵贝尔溶液
    D. 2%~3% 碳酸氢钠溶液　　　E. 生理盐水

（席卫娟）

任务二　卧床患者床单位的更换

对昏迷、病情危重不能自理的患者，床单位的清洁平整，不仅能保持病室整洁美观，还可使患者感到舒适，在整理床单位或更换床单时与患者交流，能够增进护患关系，同时也能观察病情，可以有效预防压疮等并发症的发生。

情境导入

患者，女，80岁，因走路不慎摔倒，导致左小腿骨折，不能下床活动。

工作任务

患者被服每周更换1~2次，如有污染及时更换，以满足机体及治疗需求。

工作过程

一、操作流程

简要流程	操作要点
自身准备	素质要求：服装、鞋、帽整洁，语言柔和，举止端庄
评估	1. 患者病情：患者病情、躯体活动能力、皮肤受压情况，有无各种导管、伤口、牵引等，意识状态、心理状态、理解与合作程度 2. 时机选择：是否影响周围患者的治疗或用餐
操作准备	1. 环境准备：安静、整洁、安全，温湿度适宜，同病室内无患者就餐或进行治疗 2. 护士准备：洗手，戴口罩，着装整齐，掌握沟通交流技巧 3. 用物准备 （1）治疗车上层：用物包括清洁大单、中单、被套、枕套，需要时备清洁衣裤，扫床巾 （2）治疗车下层：生活垃圾桶、污衣袋
操作过程	1. 核对解释：携用物至患者床旁，核对患者床号、姓名，向患者及家属解释操作目的、过程及配合方法 2. 环境准备：环境清洁安静，光线适宜 3. 患者准备：据病情采取半坐卧位或仰卧位

续表

简要流程	操作要点
操作过程	方法一：侧卧换单法（适用于可以翻身侧卧的卧床患者） （1）核对互动：携用物至床旁，核对患者床号、姓名、腕带，告知患者更换床单的目的及配合方法，鼓励患者及时反馈自己的感觉和不适 （2）患者评估：酌情关好门窗，按需要协助患者使用便盆 （3）床旁桌椅处置：移开床旁桌，距床约20cm，移开床旁椅，病情许可时，放平床头和床尾支架 （4）患者安置：松开床尾盖被，协助患者翻身侧卧至对侧，背向护士（图3－2－1）。如患者身上置有多种导管，应安置妥当，翻身后检查各导管是否保持通畅；术后患者翻身时敷料如脱落或潮湿，应先换药再翻身；颅脑手术后的患者一般只能卧于健侧或取平卧位；颈椎和颅骨牵引的患者翻身时不可放松牵引 （5）撤污（床单）：松开近侧各层床单，上卷污染中单，塞于患者身下，扫净橡胶单上的渣屑，搭于患者身上，上卷污染大单，塞于患者身下，从床头至床尾扫净床褥上的渣屑（图3－2－2） （6）置新（床单）：将清洁大单的中线和床单的中线对齐，将靠近侧的一半大单展开，另一半塞于患者身下，按铺床法铺好近侧大单。放平橡胶单，铺清洁中单，一半塞于患者身下，将近侧橡胶单、中单展开拉平，一起塞于床垫下铺好（图3－2－3） （7）安置患者：协助患者侧卧于铺好的一边（右侧卧位），枕头置于患者头下 （8）再次撤污（床单）：护士转至床对侧，松开各层床单，取出污中单，放于护理车污衣袋内，清扫橡胶中单，搭于患者身上，将污大单向上卷至床尾，取出放于护理车污衣袋内，扫净床褥上的渣屑 （9）再次置新（床单）：依顺序将清洁大单、橡胶单及中单铺好，协助患者平卧，移枕于头下 （10）置换被套：解开污被套尾端带子，棉胎在污被套内竖折3折（先折对侧，后折近侧），再按"S"形横折3折，置于椅上。将清洁被套正面向外铺于床上，开口端的上层倒转向上打开约1/3（图3－2－4），将折好的棉胎放入被套开口端，拉棉被头端至被套封口端，将竖折的棉胎两边打开和被套平齐（先近侧后对侧）对好上端两角，整理床头盖被并将清洁被套往下拉平（嘱患者用双手握住盖被上缘，不能配合者盖被上缘压在枕下）。撤出污被套，放入污衣袋内。系带，叠成被筒，为患者盖好被，床尾多余的棉被向内折叠与床尾齐 （11）置换枕套：一手托起患者颈部，另一手迅速将枕头取出，取下污枕套，放入污衣袋内。套好清洁枕套，拍松枕芯，将枕置于患者头下，开口端背门，协助患者取舒适卧位 （12）归位：床旁桌椅放回原处，打开门窗，通风换气 （13）处置记录：将污床单送洗衣房，洗手，记录 方法二：仰卧换单法（适于不能翻身侧卧的卧床患者） （1）核对解释：携用物至患者床旁，核对床号、姓名、腕带，向患者解释 （2）床旁桌椅处置：移开床旁桌椅，放平床头及床尾支架

简要流程	操作要点
	（3）撤污：松开床尾盖被，托起患者头部，取出枕头放于床旁椅上；将床头污大单横卷成筒状，置于患者肩下（图3-2-5）；将清洁大单横卷成筒状，放于床头并铺好，然后抬起患者上半身，将污大单、中单及橡胶中单一起从患者肩下卷至臀下，同时将清洁大单从床头拉至臀部
	（4）更换：放下患者上半身，抬起臀部，取出污大单、中单及橡胶中单，放入护理车污衣袋内，橡胶单放于床旁椅背上，将清洁大单拉至床尾，铺好
	（5）置新：先铺好近侧橡胶中单和清洁中单，将另一半卷起塞于患者身下，再转至床对侧，拉出橡胶中单、中单铺好
	（6）置换被套：同"侧卧换单法"相关操作
	（7）置换枕套：拍松后置患者头下
	（8）归位整理：还原床旁桌椅，清理用物
操作后	1. 整理：安置患者于舒适卧位，整理床单位 2. 清理用物：用物按医院规定妥善处理 3. 洗手记录：洗手，脱口罩，记录患者反应

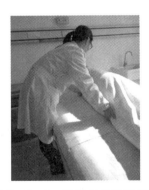

图3-2-1　协助患者翻身侧卧

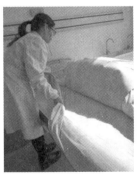

A

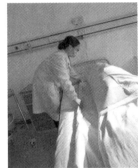

B

图3-2-2　撤污床单

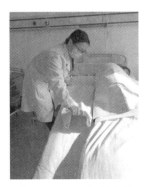

图3-2-3　置新床单

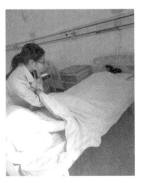

图3-2-4　置新被套

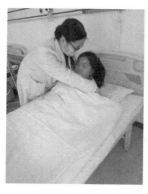
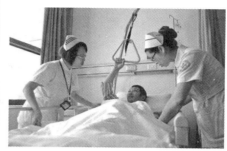

A　　　　　　　　　　　B

图3-2-5　协助不能翻身患者更换

二、注意事项

1. 护士动作规范，操作熟练。
2. 床面平整，患者满意。

三、健康宣教要点

1. 患者更换床品的重要性。
2. 更换过程中的病情观察。

临床护理进展

　　临床上为危重、昏迷和留置多管道患者更换床单位时，往往顾及不到各种管道，也很难兼顾观察患者病情，不能有效地保障患者生命安全。临床护士有采取双人更换床单法，介绍如下。

　　A护士（年资或职称较高者）站在患者有管道或多管道的一侧，B护士（年资或职称较低者）站在患者无管道或管道少的一侧，双侧护士同时松开固定在近侧床单上的引流管并摆放好。A护士一手放于患者肩部，另一手放于患者髋部扶住患者并负责管理好各种管道，按给患者翻身法将患者转向自己，并扶住患者保持侧卧位。B护士留出足够转身的管道长度，协助A护士将患者转向对侧，按卧床患者更换床单法依次更换近侧的大单、橡胶单、中单后，扶住患者平躺，整理好引流管，将枕头移向近侧，一手放于患者肩部，另一手放于髋部，扶住患者移至已经更换的床单上并稍侧向自己（约15°），在扶住患者的同时用手固定好对侧的管道。A护士按卧床患者更换床单法依次更换近侧的大单、橡胶单、中单后，两人共同协助患者取舒适卧位或治疗所需体位，固定好引流管。

能力测评

A1 型题

1. 为卧床患者进行床上擦浴时下列操作错误的是
   - A. 调节室温至 24℃ 左右
   - B. 遮挡患者，按需要给予便盆
   - C. 脱衣应先对侧后脱近侧
   - D. 为外伤患者先脱健侧后脱患侧
   - E. 擦浴后骨突处用 50% 乙醇按摩

2. 对患者进行按摩时使用 50% 乙醇的目的是
   - A. 消毒皮肤
   - B. 促进血液循环
   - C. 润滑皮肤
   - D. 去除污垢
   - E. 降低局部温度

A2 型题

3. 患者，女，40 岁，颈椎骨折进行牵引。现需更换卧位，错误的是
   - A. 核对患者
   - B. 做好解释
   - C. 固定床轮
   - D. 放松牵引后再翻身
   - E. 记录翻身时间及患者皮肤状况

4. 患者，男，42 岁。颅脑术后第 5 天，需更换卧位，下列表述不正确的是
   - A. 安置好导管再翻身
   - B. 两人协助翻身
   - C. 先换药再翻身
   - D. 注意节力原则
   - E. 卧于患侧

（席卫娟）

任务三　酒精擦浴

酒精擦浴法是一种简易有效的降温法，多用于体温在 39.5℃ 以上的高热患者。酒精具有挥发性，擦浴后在皮肤上迅速蒸发，带走机体大量的热；同时酒精能刺激皮肤血管扩张，使散热增加，故在临床上被广泛应用。但对年老体弱、高热恶寒、风湿与高血压患者以及对冷特别敏感者不宜采用酒精擦浴法进行降温。

情境导入

患者，男，35 岁，因"急性扁桃体炎"入院。生命体征：体温 39.7℃，心率 120 次/分，呼吸 28 次/分，血压 148/88mmHg，神清。医嘱：酒精擦浴。

工作任务

护士遵医嘱为患者实施酒精擦浴降温。

工作过程

一、操作流程

简要流程	操作要点
自身准备	1. 素质要求：衣帽整洁，语言柔和，举止端庄 2. 两人核对：核对执行单及医嘱，签名
评估	1. 患者自身：年龄、病情、体温、意识状态、治疗情况、活动能力、合作程度及心理反应 2. 过敏史：有无酒精过敏史 3. 局部：皮肤状况如颜色、温度，有无硬结、淤血、伤口等；有无感觉障碍及对冷过敏
操作准备	1. 环境准备：病室整洁，温度适宜。关闭门窗，必要时用屏风或隔帘遮挡 2. 护士准备：衣帽整洁，洗手，戴口罩 3. 用物准备：治疗碗（内盛放 25%～35% 的酒精溶液 200～300ml，温度 30℃）、小毛巾 2 块、大毛巾、热水袋及布套、冰袋及布套、干净衣裤，必要时备屏风、便器

简要流程	操作要点
操作过程	1. 核对解释：携用物至患者床旁，核对床号、姓名、腕带，向患者及家属解释操作目的及过程 2. 环境准备：温度适宜，关闭门窗，用屏风或隔帘遮挡 3. 患者准备：松开床尾盖被，协助患者排便，根据病情采取仰卧位，协助患者脱去上衣，松解裤带 4. 放置冰袋：将冰袋放置于患者头部，有助于降温，并可防止擦浴时表皮血管收缩、头部充血 5. 放热水袋：将热水袋放置于足底，可促进足底血管扩张，减轻头部充血，使患者感觉舒适 6. 全身擦浴 (1) 擦浴方法：将大毛巾铺于擦浴部位下，用浸湿并拧至半干的小毛巾缠于手上成手套状（图3-3-1），以离心方向边擦边按摩 (2) 擦浴顺序 ·双侧上肢：先擦拭近侧上肢，侧颈、肩部、上臂外侧、前臂外侧、手背；侧胸、腋窝、上臂内侧、肘窝、前臂内侧、手心；用大毛巾擦干皮肤（图3-3-2），以同法擦拭对侧上肢 ·背部：协助患者侧卧，露出背部，垫大毛巾，从颈部向下分为上、中、下三部分纵向擦拭颈下背部、背部、臀部（图3-3-3）；擦浴完毕后，再用大毛巾擦干皮肤；更换上衣；协助患者仰卧 ·双侧下肢：协助患者脱去近侧裤腿，露出下肢，垫大毛巾，依次擦拭髋部、下肢外侧、足背；再擦拭腹股沟、下肢内侧、内踝（图3-3-4）；最后擦拭股下、下肢后侧、腘窝、足跟；以同法擦拭对侧下肢；擦浴完毕后，再用大毛巾擦干皮肤，更换裤子 7. 观察：擦拭过程中，应注意观察患者病情变化
操作后	1. 整理：擦浴完毕后，取下热水袋；安置患者于舒适卧位；整理床单位 2. 清理用物：用物按医院规定妥善处理 3. 洗手记录：洗手，记录擦浴时间及患者反应；30分钟后测量体温，并记录在体温单上，如体温降至39℃以下，应取下冰袋

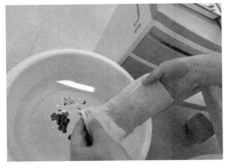

图3-3-1　手套状

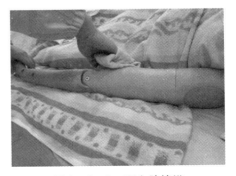

图3-3-2　双上肢擦浴

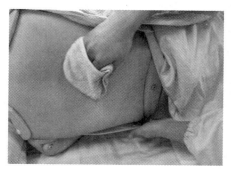

图 3-3-3　背部擦浴

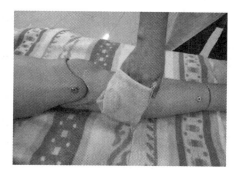

图 3-3-4　下肢擦浴

二、注意事项

1. 酒精擦浴需要暴露患者的身体，注意维护患者的隐私并尊重患者。

2. 擦拭至腋窝、肘窝、腹股沟、腘窝等血管丰富处，应多擦拭片刻，以促进散热。

3. 禁止擦洗胸前区、腹部及足底，由于这些部位对冷刺激比较敏感，易引起不良反应。

4. 新生儿、血液病及高热患者禁用；当患者出现寒战、面色苍白、脉搏和呼吸异常等情况，应立即停止擦浴，通知医生并给予相应的处理。

5. 酒精擦浴时，护士应该以轻轻拍拭的方式进行，避免摩擦。

6. 擦浴全程应控制在 15～20 分钟内。

三、健康宣教要点

1. 解释目的及注意事项：向患者及家属解释酒精擦浴的目的、方法及作用。

2. 说明酒精擦浴应达到的治疗效果。

临床护理进展

1. 酒精擦浴后测量体温的最佳时间：传统物理降温后半小时测量患者体温，但在临床工作中发现，物理降温后半小时患者的体温下降不明显，甚至有不降反升的现象存在。有研究表明，物理降温后出现降温低谷值的时间是在实施降温措施结束后 60 分钟，临床应于降温后 60 分钟复测患者的体温，这样既可准确地反映患者接受物理降温后的效果，也可合理利用护理人力资源。

2. 酒精温度：有研究表明，温度在 41℃～43℃ 的温热酒精降温效果明显优于常温酒精擦浴，其原理是热刺激使皮肤毛细血管扩张，肌体散热增加，产热减少，在擦浴按摩时，酒精温度高于皮肤温度 2℃～3℃，有利于血管扩张，血液增快，皮肤表面温度升高，汗液分泌增加，毛孔增大，出汗时带走身体大量热，加之酒精的易挥发和扩张血管作用，因而使降温效果更加明显。

能力测评

A1 型题

1. 酒精擦浴时，禁止擦拭前胸部的原因是防止
   A. 发生寒战　　　　　　　B. 呼吸受阻　　　　　　　C. 血压下降
   D. 反射性心率减慢　　　　E. 腹泻

2. 酒精擦浴时，将冰袋放置于患者头部的目的是
   A. 防止脑水肿　　　　　　B. 减轻头部充血　　　　　C. 防止体温继续上升
   D. 防止患者不适　　　　　E. 防止患者出现心律失常

3. 酒精擦浴时，使用的酒精浓度为
   A. 10%～15%　　　　　　 B. 25%～35%　　　　　　 C. 30%～50%
   D. 60%～70%　　　　　　 E. 75%～85%

4. 为高热患者进行酒精擦浴时，以下不正确的是
   A. 酒精温度为 32℃～34℃
   B. 禁止擦洗前胸及腹部
   C. 擦浴过程中应密切注意患者的情况
   D. 擦浴后 30 分钟测量体温
   E. 体温低于 37℃时，可取下头部冰袋

5. 酒精擦浴禁止擦洗的部位是
   A. 腋窝　　　　　　　　　B. 背部　　　　　　　　　C. 腹股沟
   D. 腹部　　　　　　　　　E. 足背

A2 型题

6. 患者，男，28 岁。高温环境中工作时，体温上升至 40℃，面色潮红，皮肤灼热，无汗，呼吸、脉搏增快。此时护士为患者选择的最好的降温方法是
   A. 酒精擦浴　　　　　　　B. 冰槽头部降温　　　　　C. 冰袋置前额降温
   D. 冰帽置头部降温　　　　E. 冰袋置于腹股沟降温

（蒋　丽）

任务四　压疮的预防与护理

　　压疮又称为压力性溃疡，是由于身体局部组织长期受压，导致受压部位血液循环障碍，组织缺血、缺氧、营养不良，引起皮肤和（或）皮下组织的局限性损伤。造成压疮的主要力学因素是压力、剪切力及摩擦力，三种力量联合是压疮发生的直接原因。对于长期卧床的患者来说，由于局部皮肤受压，血液循环不良，最易发生压疮。但是，通过良好的护理，压疮是可以避免发生的。临床上多采用背部护理为长期卧床的患者进行压疮的预防护理，背部护理可以有效刺激皮肤和肌肉组织，促进血液循环，提高皮肤组织抵抗力，使患者舒适的同时，能够预防压疮的发生。

情境导入

　　患者，男，65岁，高血压。半月前突发脑血管意外，收住入院，经治疗生命体征平稳，意识清醒，大小便正常，左侧肢体偏瘫，活动受限。

工作任务

　　护士每日为患者做2～3次背部护理，促进血液循环，预防压疮。

工作过程

一、操作流程

简要流程	操作要点
自身准备	1. 素质要求：服装、鞋、帽整洁，语言柔和，举止端庄 2. 两人核对：核对执行单及医嘱，签名
评估	1. 患者病情及自理能力 2. 治疗情况：石膏牵引、固定、长期卧床、病重虚弱等 3. 局部：皮肤状况如完整性、颜色、温度、弹性、清洁度等
操作准备	1. 环境准备：病室整洁，调节室内温度24℃±2℃，关闭门窗。必要时用屏风或隔帘遮挡 2. 护士准备：着装整齐，洗手，戴口罩

简要流程	操作要点
操作准备	3. 用物准备 （1）治疗车上层：清洁衣裤、大毛巾、小毛巾、浴皂、脸盆（内盛50℃~52℃温水至1/2~2/3满）、润滑剂、暖瓶、按摩油或膏 （2）治疗车下层：生活垃圾桶、医疗垃圾桶 （3）必要时备屏风、便器
操作过程	1. 核对解释：携用物至患者床旁，核对患者床号、姓名、腕带；向患者及家属解释操作目的及过程 2. 环境准备：关闭门窗，调节室内温度为24℃±2℃；用屏风或隔帘遮挡，按需给予便盆 3. 患者准备：松开床尾盖被，移开床旁桌，将脸盆盛热水置于床旁桌上；将枕头立于床头或床尾；协助患者侧卧或俯卧，背部朝向并靠近护士 4. 清洁背部：大毛巾一半铺于患者身下，一半盖于患者身上，露出患者背部及臀部；将小毛巾按手套状包裹在手上，将患者颈部、肩部、背部、臀部依次擦洗干净 5. 背部按摩 （1）全背按摩：双手或一手蘸少许按摩油或膏（图3-4-1），用手掌从患者骶尾部开始沿脊柱两侧向上按摩至肩部（图3-4-2），以环状动作向下按摩至腰部、骶尾部（图3-4-3）；如此反复，至少持续按摩3分钟；再用大拇指指腹蘸按摩油或膏由骶尾部沿脊柱按摩至第7颈椎 （2）受压处局部按摩：蘸少许按摩油或膏，用手掌大、小鱼际紧贴皮肤（图3-4-4），沿向心方向压力均匀地按摩，由轻到重，再由重到轻，每次3~5分钟 6. 安置患者：按摩完毕，用大毛巾擦净皮肤上残留的按摩油或膏；撤去大毛巾，协助患者穿好清洁衣裤并取舒适卧位
操作后	1. 整理用物：整理床单位及用物，撤屏风，开窗通风 2. 洗手记录：洗手，记录执行时间及护理效果

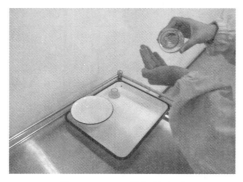

图3-4-1 蘸取按摩油

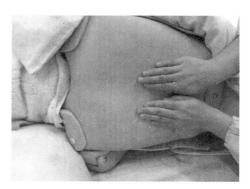

图3-4-2 环形向上按摩

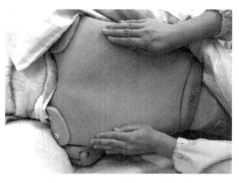

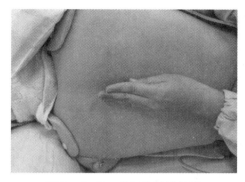

图3-4-3　环形向下按摩　　　　图3-4-3　受压处局部按摩

二、注意事项

1. 背部按摩需要暴露患者的身体，注意维护患者的隐私并尊重患者，防止患者受凉。

2. 护士在操作过程中注意遵循节力原则。

3. 注意按摩力度的大小要足够刺激肌肉组织。

4. 若患者局部出现压疮的早期症状，则禁止对受损部位进行按摩，可对受损部位的外周皮肤进行大拇指指腹环状按摩。

三、健康宣教要点

1. 向患者及家属解释背部按摩对于预防压疮的重要性。

2. 教会患者及家属自行检查皮肤的方法，通过改变卧位减轻压力的方法，经常对受压部位进行皮肤按摩，要有计划、适度地活动全身。

3. 教育患者及家属保持皮肤及床褥的清洁卫生，积极参加自我护理。

临床护理进展

骨盆骨折患者背、臀部皮肤护理方法：骨盆骨折患者由于治疗的要求及病情的限制，使其背部、臀部皮肤清洁护理成为临床护理难题，临床上有护士采取如下方法。

第一步：指导患者以头部、双肘、臀部4点作为支撑点，将胸腰背挺高，同时护理人员左手托在患者的腰背部作支持，右手持毛巾进行胸背皮肤擦洗。

第二步：协助或指导患者双膝关节缓慢弯曲，弯曲程度以不引起患者骨盆处疼痛为度，指导其利用双足、双肩及双肘6点作为支撑点，并且双手托扶骨盆外侧。同时，护理人员将左手伸入患者骶尾骨处，协助患者将腰背、臀部抬高，另一手持热毛巾擦洗腰背、臀部及大腿后侧面皮肤；擦洗完毕嘱患者将躯干放平，护理人员将左手抽出，如需再次擦洗则重复上述动作。一侧患肢牵引或并存骨折的患者，保持患肢伸直，下垫软枕，以健侧肢体用力抬高臀背部。

第三步：皮肤清洁干净后，让患者按第二步的方法抬高臀部，护士用杯状手叩击按摩臀部。

能力测评

A1 型题

1. 背部按摩选用的酒精浓度为
   A. 20%　　　　　　　　　B. 50%　　　　　　　　　C. 70%
   D. 90%　　　　　　　　　E. 20% ~ 35%

2. 俯卧位时，压疮好发的部位是
   A. 坐骨结节　　　　　　　B. 髂前上棘　　　　　　　C. 耳郭
   D. 肩胛　　　　　　　　　E. 足跟

3. 侧卧位时，压疮好发的部位是
   A. 坐骨结节　　　　　　　B. 髂前上棘　　　　　　　C. 耳郭
   D. 肩胛　　　　　　　　　E. 足跟

A2 型题

4. 患者，男，78 岁。脑梗死致右侧肢体偏瘫入院，患者以仰卧位为主，最易发生压疮的部位是
   A. 坐骨结节　　　　　　　B. 髂前上棘　　　　　　　C. 耳郭
   D. 肩峰　　　　　　　　　E. 足跟

5. 患者，女，88 岁。脑卒中后患者不能自理，护士为其使用 50% 浓度的酒精按摩，目的是
   A. 祛除污垢　　　　　　　B. 润滑皮肤　　　　　　　C. 消毒皮肤
   D. 促进血液循环　　　　　E. 改善局部温度

A3 型题

（6 ~ 7 题共用题干）

患者，男，63 岁。因突发脑出血偏瘫在床，以仰卧位为主，患者不能自行翻身。

6. 患者最容易发生压疮的部位是
   A. 耳郭　　　　　　　　　B. 骶尾部　　　　　　　　C. 膝关节内外侧
   D. 生殖器　　　　　　　　E. 脚趾处

7. 患者局部受压部位出现红、肿、热、痛及麻木，但是尚未破溃。下列措施不妥的是
   A. 增加翻身次数　　　　　B. 保持床铺整洁，干燥
   C. 加强患者营养　　　　　D. 为患者进行背部按摩，加大局部按摩力度
   E. 局部涂抹凡士林软膏，润滑皮肤

（蒋　丽）

任务五 鼻饲法

鼻饲法是将导管经鼻腔插入胃内，从管内灌注流质食物、水分和药物的方法。鼻饲法适用于：①不能经口进食的患者，如昏迷、口腔疾患、口腔手术后的患者；②不能张口的患者，如破伤风患者；③早产儿；④病情危重的患者；⑤拒绝进食的患者。通过胃管注入营养丰富的流食来摄取足够的蛋白质、水、药物与热量，以促进患者尽快恢复健康。

情境导入

患者，男，50岁，以"脑梗死"收入院。入院时查体：体温36.4℃，心率80次/分，呼吸18次/分，血压170/110mmHg。神志清，头晕，言语不清，左侧肢体欠灵活，入院后遵医嘱给予改善脑供血，营养脑细胞等对症治疗。因患者饮水呛咳，吞咽困难而一直不能进食，于入院第5天症状加重，双下肢肌力0级，神志清，生命体征正常。行头部CT检查回报：脑干梗死。医嘱：鼻饲流质饮食，4次/日。

工作任务

护士遵医嘱为患者进行鼻饲，以满足其机体营养及治疗需求。

工作过程

一、操作流程

简要流程	操作要点
自身准备	1. 素质要求：服装、鞋、帽整洁，语言柔和，举止端庄 2. 两人核对：核对执行单及医嘱，签名
评估	1. 患者病情：意识状态、自理能力、心理状态、对鼻饲法的认知合作程度 2. 治疗情况：手术及用药情况 3. 局部：鼻腔黏膜有无肿胀、炎症、息肉等，有无鼻中隔偏曲
操作准备	1. 环境准备：环境清洁，清洁盘、台、车，光线充足 2. 护士准备：洗手，戴口罩

续表

简要流程	操作要点
操作准备	3. 用物准备 （1）插管用物：治疗盘内放无菌鼻饲包（内备治疗碗、鼻饲饮食、镊子、压舌板、纱布、胃管、50ml注射器、石蜡油棉球、棉签）或一次性置胃管用物（图3-5-1）、手套、胶布、安全别针、夹子或橡皮圈、手电筒、听诊器、弯盘、治疗巾、适量温开水。治疗盘外备手消毒剂 （2）拔管用物 ·治疗车上层：治疗盘内放治疗碗（内有温开水）、松节油或酒精、纱布、棉签、弯盘、治疗巾 ·治疗车下层：生活垃圾桶、医疗垃圾桶
操作过程	1. 核对解释：携用物至患者床旁，核对患者床号、姓名，向患者及家属解释操作目的、过程及配合方法 2. 环境准备：环境清洁安静，光线适宜 3. 患者准备：据病情采取半坐卧位或仰卧位 4. 插胃管前 （1）铺巾放盘：将治疗巾围于患者颌下，弯盘放于口角旁，备胶布 （2）清洁鼻腔：打开无菌巾，按无菌技术原则戴手套，观察鼻腔，选择通畅一侧，用湿棉签清洁鼻腔 （3）检查测量：用纱布和镊子夹持胃管，用空注射器注入少量空气，检查是否通畅（图3-5-2），测量胃管长度，从鼻尖至耳垂再至剑突或从前额发际至剑突的距离（图3-5-3） （4）润滑胃管：用液体石蜡棉球润滑胃管前段（图3-5-4） 5. 插管灌液 （1）插管：一手用纱布托持胃管，另一手持镊子夹持胃管轻轻沿一侧鼻孔轻轻插入至咽喉部（10～15cm），指导患者做吞咽动作，同时将胃管向前推进，插至预定长度（图3-5-5） （2）观察：插管过程中若出现恶心、呕吐可暂停插入，嘱患者做深呼吸；如发生呛咳、呼吸困难、发绀等情况，表示误入气管，应立即拔出，休息片刻后重新插入；插入不畅时可将胃管抽回一小段，再继续插入或检查胃管是否盘曲在口腔内，不得强行插入，以免损伤鼻腔黏膜 （3）确定：确定胃管在胃内有三种方法。①注射器连接胃管回抽有胃液（图3-5-6）；②用注射器快速注入10ml空气，同时用听诊器在胃部听气过水声；③将胃管末端浸入水中，无气泡逸出 （4）固定：确定胃管在胃内后，用胶布固定胃管于鼻翼及同侧面颊部，脱手套 （5）灌注：连接注射器于胃管末端，先缓慢注入少量温开水，再缓慢灌注鼻饲液，最后再注入少量温开水 （6）封管：将胃管塞封住末端开口处并反折末端，用纱布包好，再用橡皮圈系紧，用安全别针固定于上衣一侧肩部或枕旁

简要流程	操作要点
操作过程	（7）清理：协助患者清洁面部，撤去治疗巾，整理床单位，嘱患者维持原卧位20～30分钟；冲洗注射器，放于治疗盘内，用纱布盖好备用 （8）洗手记录：洗手后准确记录鼻饲饮食的种类、量、温度及患者反应 6. 拔管 （1）核对解释：携用物至患者床前，核对、解释，将弯盘置于患者颌下，揭去胶布，戴手套，反折胃管末端 （2）拔出胃管：用纱布包裹近鼻孔处的胃管，嘱患者深呼吸，在患者呼气时拔管，边拔边擦胃管，至咽喉处快速拔出，擦净口鼻。纱布包裹胃管置于弯盘内，撤去弯盘，脱手套 （3）清洁整理：清洁患者口鼻、面部，擦去胶布痕迹，协助患者漱口
操作后	1. 整理：安置舒适卧位，整理床单位 2. 清理用物：用物按医院规定妥善处理 3. 洗手记录：洗手，脱口罩，记录拔管时间及患者反应

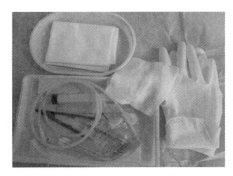

图 3-5-1 一次性置胃管用物

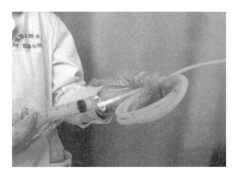

图 3-5-2 检查胃管

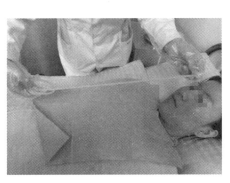

图 3-5-3 测量胃管插入长度

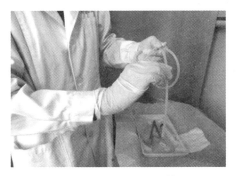

图 3-5-4 润滑胃管

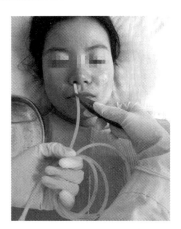 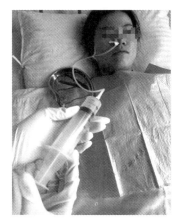

图3－5－5　插胃管　　　　　　　图3－5－6　检查胃管是否在胃内

二、注意事项

1. 插管动作应轻稳，尤其是在通过食管三个狭窄处时（环状软骨水平处、平气管分叉处、食管通过膈肌处）要特别小心，以免损伤食管黏膜。

2. 昏迷患者取去枕平卧位，头向后仰，插入胃管至10~15cm（咽喉部）时，用左手将其头部托起，使下颌靠近胸骨柄，以利插管。

3. 每次鼻饲前应证实胃管在胃内且通畅，并用少量温开水冲管后再进行喂食，鼻饲完毕再注入少量温开水，防止鼻饲液残留而致凝结、变质。

4. 鼻饲液温度为38℃~40℃，避免过冷或过热；每次鼻饲量不超过200ml，间隔时间不少于2小时；新鲜果汁与奶液应分别注入，防止产生凝块；药片研碎溶解后再注入。

5. 长期鼻饲者应每日进行口腔护理，胃管应定期更换，普通胃管每周更换一次，硅胶胃管每月更换一次，于夜间末次灌食后拔出，次日晨再由另一侧鼻孔插入。

6. 长期鼻饲患者要防止发生鼻、食管溃疡，胃出血，肺部感染及胃肠道细菌感染；食管－胃底静脉曲张、食管癌和食管梗阻的患者禁忌鼻饲。

三、健康宣教要点

1. 解释目的及注意事项：向患者解释鼻饲的目的和鼻饲过程中引起的不良反应，如果在鼻饲过程中出现任何不适，应立即告知护士。

2. 鼻饲的指导：鼻饲过程中，告知患者插管时出现的不适及配合方法，如恶心时做深呼吸或吞咽动作；胃管保留过程中防止脱出，更不能随意拔出胃管等。

四、操作评价标准

项目		分值	考核评价要点	评价等级 A	B	C	D	得分	存在问题
自身准备		8	1. 服装、鞋、帽整洁	2	1	0.5	0		
			2. 语言柔和，举止端庄	3	2	1	0		
			3. 核对执行单及医嘱，鼻饲液准确	3	2	1	0		
评估		8	1. 核对、解释准确	2	1	0.5	0		
			2. 患者病情、身心状况、鼻腔情况明确	6	5	3	1		
操作准备	环境	2	1. 环境整洁、安静，光线适宜	1	0.5	0	0		
			2. 盘、台、车清洁准确	1	0.5	0	0		
	用物	8	1. 物品齐全准确	2	1	0.5	0		
			2. 放置合理，避免落地	2	1	0.5	0		
			3. 检查鼻饲包、胃管	2	1	0.5	0		
			4. 遵医嘱准备鼻饲液	2	1	0.5	0		
	护士	2	洗手、戴口罩正确	2	1	0.5	0		
操作过程	核对解释	2	再次核对，目的、方法解释准确	2	1	0.5	0		
	环境	2	安静、整洁，光线适宜	2	1	0.5	0		
	患者准备	2	患者体位舒适	2	1	0.5	0		
	插胃管前	12	1. 铺巾方法正确，放置弯盘位置合理	2	1	0.5	0		
			2. 清洁鼻腔彻底	2	1	0.5	0		
			3. 检查胃管通畅	3	2	1	0		
			4. 测量插管长度准确	5	4	3	1		
	插管灌液	30	1. 插管手法正确、轻稳	6	5	3	1		
			2. 处理故障及时有效	6	5	3	1		
			3. 证明胃管在胃内方法正确	5	4	3	1		
			4. 胃管固定妥善	3	2	1	0		
			5. 灌注鼻饲液量、温度适宜	3	2	1	0		
			6. 灌注前后灌注温开水	3	2	1	0		
			7. 清洗注射器，做好口腔护理	2	1	0.5	0		
			8. 告知患者注意事项	2	1	0.5	0		
	拔管	6	1. 拔除胃管方法正确	3	2	1	0		
			2. 去除痕迹方法得当	3	2	1	0		

续表

项目	分值	考核评价要点	评价等级				得分	存在问题
			A	B	C	D		
操作后	8	1. 协助患者取舒适卧位，整理床单位	1	0.5	0	0		
		2. 针对性进行保健指导	1	0.5	0	0		
		3. 用物处理得当	2	1	0.5	0		
		4. 洗手、脱手套方法正确	2	1	0.5	0		
		5. 记录方法正确	2	1	0.5	0		
评价	10	操作熟练，应变能力强，动作规范、轻巧、稳重、准确、安全、无污染；关爱患者，治疗性沟通有效；患者无不适	7	5	3	1		
		操作时间 <10 分钟	3	2	1	0		
总分	100							

注：评分等级为 A 级表示操作熟练、规范，无缺项，与患者沟通自然，语言通俗易懂；B 级表示操作欠熟练、规范，有 1~2 处缺项，与患者沟通欠自然；C 级表示操作欠熟练、规范，有 2~3 处缺项，与患者沟通较少；D 级表示操作不熟练，有 3~4 处缺项，与患者无沟通

临床护理进展

1. 鼻饲方式：目前主流有采用重力滴注、鼻饲针筒间断推注及持续或间断泵入。临床实践证明，持续喂养要比间断喂养好，相关并发症较少。推荐的鼻饲速度为：起初为 40~50ml/h，后每 4 小时增加 40~50ml/h。

2. 输液恒温器应用于鼻饲：鼻饲液的温度一般要求在 38℃~40℃，如果将营养液加温至所需温度后缓慢滴入胃内，会因滴注时间过长而导致后面的营养液温度过低；如果将鼻饲液加温过高后再滴入，那么有些营养成分会因温度过高而被破坏。为解决这一问题，可将输液恒温器运用到鼻饲中。

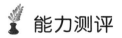 能力测评

A1 型题

1. 下列不能进行鼻饲的患者是
   A. 昏迷患者
   B. 口腔手术后患者
   C. 破伤风患者
   D. 人工冬眠患者
   E. 食管下段静脉曲张患者

2. 关于鼻饲的要求，不正确的是
   A. 鼻饲液温度为 38℃~40℃
   B. 鼻饲完毕后，注入少量温开水冲净胃管

    C. 鼻饲的间隔时间不超过 1 小时

    D. 药物应研碎后灌入

    E. 每次鼻饲量不超过 200ml

3. 拔除胃管的操作，不正确的是

    A. 向患者解释　　　　　　　　　　B. 胃管末端夹紧置于弯盘内

    C. 待患者吸气时拔管　　　　　　　D. 胃管至咽喉处快速拔出

    E. 整理患者及用物

A2 型题

4. 王某，男，40 岁，颅脑外伤后昏迷，需鼻饲。插管过程中患者出现呛咳、呼吸困难，护士应

    A. 暂停插管，进行观察　　　　　　B. 给予氧气吸入

    C. 迅速插入鼻饲管　　　　　　　　D. 立即拔出鼻饲管

    E. 嘱患者做吞咽动作

5. 患者，男，60 岁。食管气道瘘，为补充营养给予鼻饲饮食，护士在护理时哪一项不妥

    A. 插管时动作要轻柔　　　　　　　B. 每次鼻饲量不超过 300ml

    C. 每天协助患者做好口腔护理　　　D. 新鲜果汁与牛奶应分别灌入

    E. 每次鼻饲完毕注入少量温开水

6. 患者，男，40 岁，胃大部切除后行空肠造瘘，应给予该患者哪种饮食

    A. 低脂肪饮食　　　　　　　　　　B. 半流质饮食

    C. 流质饮食　　　　　　　　　　　D. 少渣饮食

    E. 要素饮食

A3 型题

(7 ~ 8 题共用题干)

    患者，男，57 岁。因突发脑血管意外昏迷，经积极抢救病情稳定，为补充营养给予鼻饲。

7. 为患者插鼻饲管至 15cm 时托起头部，使其下颌靠近胸骨柄的目的是

    A. 使喉肌放松便于胃管通过　　　　B. 加大咽喉部通道的弧度

    C. 减轻患者的痛苦　　　　　　　　D. 避免出现恶心

    E. 使鼻道通畅

8. 鼻饲法操作错误的一项是

    A. 抽吸胃液检测胃管是否在胃内

    B. 提前应检查胃管是否通畅

    C. 每次鼻饲量在 200 ~ 300ml，每次鼻饲间隔 2 小时以上

    D. 检查胃管是否在胃内可灌注少量温开水

    E. 新鲜果汁和奶液分别注入，防止产生凝块

（房　兆）

任务六 导尿术

导尿术是在严格无菌操作下，用无菌导尿管经尿道插入膀胱引出尿液的方法。对于尿潴留患者，通过导尿术可引出尿液，减轻患者痛苦；借助导尿术留取未污染的尿标本可用于细菌培养；导尿术还可用于测量膀胱容量、压力及检查残余尿液、膀胱造影等，亦可为膀胱肿瘤患者进行膀胱腔内化疗。

情境导入

患者，女，50岁，以"下腹胀痛、不能自行排尿"收入院。入院时体温38℃，脉搏82次/分，呼吸20次/分，血压130/100mmHg，神志清，精神差，患者主诉"下腹部憋胀、疼痛、排尿困难"。入院后查体：耻骨上膨隆，扪及囊性包块，叩诊实音，有压痛。B超显示：尿潴留。医嘱：导尿。

工作任务

护士遵医嘱为患者进行导尿，以消除其症状，减轻痛苦。

工作过程

一、操作流程

简要流程	操作要点
自身准备	1. 素质要求：衣帽整洁，语言柔和，举止端庄 2. 两人核对：核对执行单及医嘱，签名
评估	1. 患者自身：病情、临床诊断、意识、生命体征、心理状况、生活自理能力 2. 患者局部：膀胱充盈度、会阴部皮肤黏膜情况 3. 相关知识：导尿目的、合作理解程度
操作准备	1. 环境准备：病室整洁，调节室内温度，光线充足，关闭门窗，用屏风或隔帘遮挡 2. 护士准备：着装整齐、修剪指甲，洗手、戴口罩 3. 用物准备 （1）治疗车上层：无菌导尿包（内置治疗碗、弯盘、导尿管10与12号各1根、小药杯、血管钳2把、标本瓶、洞巾、石蜡油棉球、无菌棉球、纱布2块）、外阴消毒包（内置治疗碗1个、血管钳或镊子2把、纱布2块、无菌手套、棉球、消毒液）、

简要流程	操作要点
操作准备	小橡胶单和治疗巾 1 套或一次性尿垫、无菌持物钳和容器、无菌手套、浴巾、弯盘、消毒用品（图 3－6－1） （2）治疗车下层：便器和便盆巾、生活垃圾桶、医疗垃圾桶 （3）必要时备屏风
操作过程	（一）女性患者导尿术 1. 核对解释：备齐用物，携至床旁，核对患者床号、姓名、腕带，解释导尿目的、过程及配合事项；关闭门窗，用隔帘或屏风遮挡 2. 清洗外阴：嘱咐或协助患者清洗外阴 3. 安置卧位：帮助患者取屈膝仰卧位，脱对侧裤腿盖于近侧腿部，并盖上浴巾，上身和对侧腿上盖被遮盖，双腿外展，露出外阴 4. 垫巾：臀下垫小橡胶单、治疗巾；置弯盘于近会阴处，治疗碗置弯盘后 5. 初步消毒：左手戴手套或指套，右手持血管钳夹取消毒液棉球，依次消毒阴阜、大阴唇，左手分开大阴唇，消毒小阴唇及尿道口（由外向内、自上而下，先对侧、再近侧，每个棉球限用一次），消毒毕，脱下手套或指套放于弯盘内，撤去弯盘、治疗碗（图 3－6－2） 6. 开包铺巾：在患者两腿之间打开导尿包，倒消毒液于小药杯内。戴无菌手套，铺洞巾，使洞巾和包布内面形成一无菌区，按操作顺序排列用物，用液体石蜡油棉球润滑导尿管前端（图 3－6－3） 7. 再次消毒：左手分开并固定小阴唇，右手持血管钳夹取消毒液棉球依次消毒尿道口、两侧小阴唇，再次消毒尿道口（消毒顺序由内向外、自上而下、先对侧后近侧，每个棉球限用一次），污棉球、小药杯放于弯盘内，放于床尾，左手仍固定小阴唇（图 3－6－4） 8. 插管导尿：嘱患者张口呼吸，使尿道括约肌松弛，右手将治疗碗移至近会阴处，对准尿道口轻插 4～6cm，见尿液流出再插入 1～2cm，松开左手，下移固定导尿管，引流尿液至治疗碗内（图 3－6－5）。尿液盛满，及时夹住导尿管末端，倾倒尿液于便器或容器内，再打开导尿管继续放尿。如需留取尿培养标本，用无菌标本瓶接取中段尿 5ml，盖好瓶盖（图 3－6－6） 9. 拔导尿管：导尿完毕，夹住导尿管末端轻轻拔出导尿管，撤洞巾，擦净会阴并取浴巾遮盖，脱去手套，撤去导尿包、小橡胶单、治疗巾于治疗车下层 （二）男性患者导尿术 1 至 4 项：同女性患者导尿术 5. 初步消毒：左手戴手套，右手持血管钳夹取消毒液棉球依次消毒阴阜、阴茎、阴囊。无菌纱布裹阴茎将包皮后推，露出尿道外口，自尿道口向外旋转擦拭尿道口、龟头及冠状沟。消毒毕，脱下手套放于弯盘内，将弯盘移至治疗车下层（图 3－6－7） 6. 开包铺巾：在患者两腿之间打开导尿包，倒消毒液于小药杯内。戴无菌手套，铺洞巾，使洞巾和包布内面形成一无菌区，按操作顺序排列用物，用液体石蜡油棉球润滑导尿管前端

简要流程	操作要点
操作过程	7. 再次消毒：左手用无菌纱布裹住阴茎将包皮后推，露出尿道口，依次消毒尿道口、龟头及冠状沟（图3-6-8） 8. 插导尿管：提起阴茎，与腹壁成60°角，使耻骨前弯消失，便于尿管插入（图3-6-9）。嘱患者张口呼吸，右手持血管钳夹导尿管对准尿道口轻轻插入20~22cm，见尿液再插1~2cm，将尿液引流入弯盘。如需做尿标本培养，用无菌标本瓶接取中段尿5ml，盖好瓶盖 9. 拔导尿管：导尿完毕，夹住导尿管末端轻轻拔出导尿管，撤洞巾，擦净会阴并取浴巾遮盖，脱去手套，撤去导尿包、小橡胶单、治疗巾放置于治疗车下层
操作后	1. 整理用物：协助患者穿好裤子，整理床单位，清理用物。将尿标本瓶贴好瓶签连同化验单送检。撤屏风，开窗通风 2. 洗手记录：洗手，脱口罩，记录执行时间及护理效果

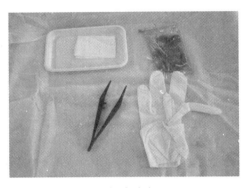

A. 初步消毒

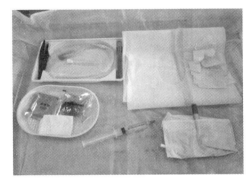

B. 再次消毒

图3-6-1 消毒所需用物

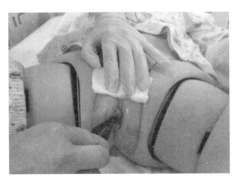

图3-6-2 女性患者初步消毒

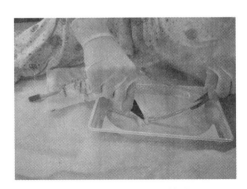

图3-6-3 润滑导尿管前端

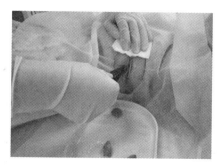

图 3-6-4 女性患者再次消毒

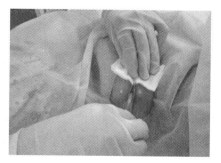

图 3-6-5 女性患者插管导尿

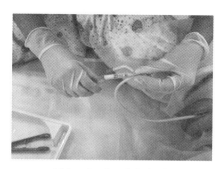

图 3-6-6 留取标本

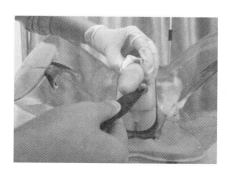

A

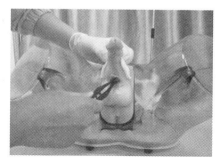

B

图 3-6-7 男性患者导尿初次消毒

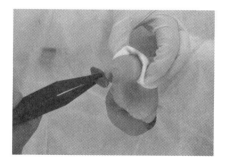

图 3-6-8 男性患者再次消毒

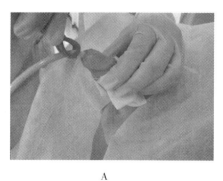 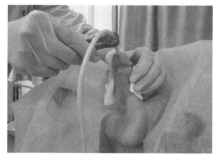

A B

图 3 - 6 - 9 男性患者导尿插管

二、注意事项

1. 操作过程中应严格遵循无菌操作原则，预防泌尿系统感染。

2. 注意保护患者隐私，保暖，预防患者受凉。

3. 操作过程中动作应轻柔，防止损伤患者尿道黏膜。

4. 老年女性患者尿道口回缩，插管时应仔细辨认，避免误入阴道内。若误入阴道，应立即拔出，更换导尿管后重新插入。

5. 对于膀胱高度充盈的患者，第一次放尿量应少于 1000ml。大量放尿可使腹腔内压急剧下降，血液大量滞留于腹腔内，导致血压下降而虚脱；膀胱内压突然降低还可导致膀胱黏膜急剧充血，发生血尿。

三、健康宣教要点

1. 解释目的及注意事项：向患者解释导尿的目的和意义，教会患者如何配合操作，减少污染。

2. 介绍相关疾病的知识。

四、操作评价标准

项目	分值	考核评价要点	评价等级				得分	存在问题
			A	B	C	D		
自身准备	8	1. 服装、鞋、帽整洁	2	1	0.5	0		
		2. 语言柔和，举止端庄	3	2	1	0		
		3. 核对执行单及医嘱，签名	3	2	1	0		
评估	8	1. 核对、解释准确	2	1	0.5	0		
		2. 患者膀胱充盈度、会阴部皮肤黏膜情况	6	5	3	1		

项目		分值	考核评价要点	评价等级				得分	存在问题
				A	B	C	D		
操作准备	环境	2	1. 环境整洁、安静，光线适宜	1	0.5	0	0		
			2. 盘、台、车清洁准确	1	0.5	0	0		
	用物	8	1. 物品齐全准确	4	3	2	1		
			2. 放置合理，避免落地	4	3	2	1		
	护士	2	洗手、戴口罩正确	2	1	0.5	0		
操作过程	核对解释	2	再次核对，目的、方法解释准确	2	1	0.5	0		
	清洗	2	协助患者清洗外阴	2	1	0.5	0		
	安置卧位	2	患者卧位正确	2	1	0.5	0		
	垫巾	2	垫巾方法正确，弯盘、治疗碗放置顺序正确	2	1	0.5	0		
	初步消毒	12	1. 消毒手法正确	4	3	2	1		
			2. 消毒顺序正确	4	3	2	1		
			3. 物品位置放置合理	4	3	2	1		
	开包铺巾	5	1. 开包铺巾手法正确，无菌区合理	2	1	0.5	0		
			2. 用物排列顺序正确	3	2	1	0		
	再次消毒	11	1. 消毒手法正确、轻稳	4	3	2	1		
			2. 消毒顺序正确	4	3	2	1		
			3. 物品位置放置合理	3	2	1	0		
	插管导尿	12	1. 治疗碗移近，用血管钳持导尿管	3	2	1	0		
			2. 插入导尿管长度适合	3	2	1	0		
			3. 见尿后再插适当长度导尿管	3	3	1	0		
			4. 固定导尿管，引流尿液	2	1	0.5	0		
			5. 根据需要留取尿标本、放尿或夹闭导尿管	1	0.5	0	0		
	拔管	6	1. 拔除导尿管方法正确	3	2	1	0		
			2. 用物处置得当	3	2	1	0		
操作后		8	1. 协助患者穿好裤子，取舒适卧位，整理床单位	1	0.5	0	0		
			2. 针对性进行保健指导	1	0.5	0	0		
			3. 用物处理得当	2	1	0.5	0		
			4. 洗手、脱手套方法正确	2	1	0.5	0		
			5. 记录方法正确	2	1	0.5	0		

续表

项目	分值	考核评价要点	评价等级				得分	存在问题
			A	B	C	D		
评价	10	操作熟练，应变能力强，动作规范、轻巧、稳重、准确、安全、无污染；关爱患者，治疗性沟通有效；患者无明显不适	7	5	3	1		
		操作时间 < 10 分钟	3	2	1	0		
总分	100							

注：评分等级为 A 级表示操作熟练、规范，无缺项，与患者沟通自然，语言通俗易懂；B 级表示操作欠熟练、规范，有 1~2 处缺项，与患者沟通欠自然；C 级表示操作欠熟练、规范，有 2~3 处缺项，与患者沟通较少；D 级表示操作不熟练，有 3~4 处缺项，与患者无沟通

临床护理进展

1. 润滑剂的选择：男性患者导尿时由于其生理特点，插管的难度较大。因此，润滑导尿管是很关键的一步。临床尝试用盐酸利多卡因胶浆作为导尿润滑剂，对减轻或消除患者紧张导致的插入受阻及尿路刺激起重要作用。

2. 男性前列腺增生症导尿术：传统导尿术对前列腺增生症需导尿的患者效果不佳。临床尝试给患者在插入无菌导尿管前，先用 20ml 注射器由尿道口缓慢注入 10~20ml 无菌石蜡油，然后将无菌尿管缓慢插入，既减轻了患者的疼痛，又提高了前列腺增生症的导尿成功率。

能力测评

A1 型题

1. 为女患者导尿时，下列错误的是

   A. 严格遵循无菌操作原则   B. 仰卧屈膝位

   C. 插管动作应轻柔   D. 导尿管插入长度为 6~10cm

   E. 误入阴道后，应更换导尿管

2. 为防止患者虚脱，第一次放尿量不应超过

   A. 500ml   B. 800ml

   C. 1000ml   D. 1500ml

   E. 2000ml

A3 型题

(3~4 题共用题干)

   患者，女，53 岁，卵巢切除术后，拔出导尿管 6 小时未能自行排出尿液。患者

下腹部膨隆，叩诊呈实音，压痛，拟诊断为尿潴留。

3. 遵医嘱为患者行导尿术，第二次消毒的顺序为

    A. 自上而下，由外向内   B. 自上而下，由内向外

    C. 自下而上，由外向内   D. 自下而上，由内向外

    E. 自上而下，由内向外再向内

4. 若首次导尿时排出尿液过多，会造成患者发生

    A. 膀胱痉挛   B. 膀胱破裂

    C. 血尿和虚脱   D. 诱发膀胱感染

    E. 膀胱反射功能障碍

（蒋　丽）

任务七　留置导尿术

留置导尿术是在导尿后将导尿管保留在膀胱内，引流尿液的方法。适用于：①病情危重患者记录每小时尿量、尿比重以观察病情；②盆腔器官手术患者排空膀胱，避免术中误伤；③某些泌尿系统疾病手术后留置导尿管，便于引流和冲洗，减轻伤口张力，促进伤口愈合；④尿失禁或会阴部有伤口者引流尿液，保持会阴部清洁干燥；⑤尿失禁患者训练膀胱功能。

情境导入

患者，男，60岁，因排尿困难入院。入院时体温38.5℃，脉搏82次/分，呼吸20次/分，血压130/100mmHg，神志清，精神差，患者主诉"下腹部憋胀、疼痛、排尿困难"。入院后诊断为良性前列腺增生。手术治疗后留置导尿管。

工作任务

护士遵医嘱为患者进行留置导尿术，以消除其症状，减轻痛苦，避免发生并发症。

工作过程

一、操作流程

简要流程	操作要点
自身准备	1. 素质要求：衣帽整洁，语言柔和，举止端庄 2. 两人核对：核对执行单及医嘱，签名
评估	1. 患者自身：病情、临床诊断、意识、生命体征、心理状况、生活自理能力 2. 患者局部：膀胱充盈度、会阴部皮肤黏膜情况 3. 相关知识：留置导尿的目的、合作理解程度
操作准备	1. 环境准备：病室整洁，调节室内温度，光线充足，关闭门窗，用屏风或隔帘遮挡 2. 护士准备：衣帽整洁，修剪指甲，洗手，戴口罩 3. 用物准备：同导尿术用物。另备无菌硅胶双腔气囊导尿管（16～18号）1根、无菌注射器（10ml）、无菌生理盐水（10ml）1支、橡皮圈1个、别针1枚、无菌集尿袋1只

续表

简要流程	操作要点
操作过程	1. 核对解释：备齐用物，携至床旁，核对患者床号、姓名、腕带，解释导尿目的、过程及配合事项。屏风遮挡 2. 导尿：根据男性、女性患者的特点消毒会阴及尿道口，插入导尿管。方法同导尿术。见尿后再插入 5~7cm 3. 固定：排尿后，夹住导尿管末端，向气囊内注射无菌生理盐水 5~10ml，轻拉导尿管有阻力感，证实导尿管已经固定于膀胱内，移开洞巾，脱去手套（图 3-7-1） 4. 连接集尿袋：将导尿管末端与集尿袋的引流管接头处相连，用橡皮圈和安全别针将集尿袋的引流管固定在床单上，将集尿袋安置于低于膀胱高度的位置，开放导尿管（图 3-7-2）
操作后	1. 整理用物：撤除导尿用物，协助患者穿好裤子，整理床单位，清理用物 2. 洗手记录：洗手，脱口罩，记录执行时间及护理效果

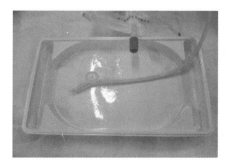

A. 注入生理盐水

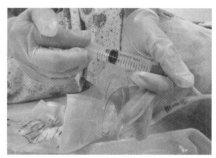

B. 固定

图 3-7-1　固定

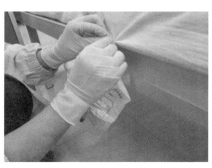

A

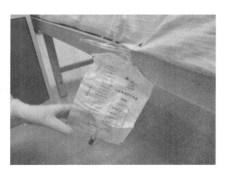

B

图 3-7-2　连接集尿袋

二、注意事项

1. 操作过程中应严格遵循无菌操作原则，预防泌尿系统感染。

2. 注意保护患者隐私，保暖，预防患者受凉。

3. 操作过程中动作应轻柔，防止损伤患者尿道黏膜。

4. 膨胀的气囊不宜卡在膀胱下口或尿道内口处，应向内推约2cm，以免气囊压迫造成损伤和不适。

5. 引流管应留出足够的长度，以防止翻身时牵拉使得导尿管滑脱。

三、健康宣教要点

1. 向患者及家属解释留置导尿的目的和护理方法，并鼓励患者主动参与护理。

2. 说明摄取足够水分及适当运动的重要性，每天尿量应维持在2000ml以上。

3. 注意保持引流的通畅，避免导尿管受压、扭曲、堵塞等引起泌尿系统的感染。

4. 离床活动时，应将导尿管与集尿袋固定在妥当的位置，防止导尿管脱出。

5. 集尿袋不能超过膀胱高度，以防止尿液反流，引起感染。

四、操作评价标准

项目		分值	考核评价要点	评价等级				得分	存在问题
				A	B	C	D		
自身准备		8	1. 服装、鞋、帽整洁	2	1	0.5	0		
			2. 语言柔和，举止端庄	3	2	1	0		
			3. 核对执行单及医嘱，签名	3	2	1	0		
评估		8	1. 核对、解释准确	2	1	0.5	0		
			2. 患者膀胱充盈度、会阴部皮肤黏膜情况	6	5	3	1		
操作准备	环境	2	1. 环境整洁、安静，光线适宜	1	0.5	0	0		
			2. 盘、台、车清洁准确	1	0.5	0	0		
	用物	8	1. 物品齐全准确	6	5	3	1		
			2. 放置合理，避免落地	2	1	0.5	0		
	护士	2	洗手、戴口罩正确	2	1	0.5	0		
操作过程	核对解释	2	再次核对，目的方法解释准确	2	1	0.5	0		
	清洗	2	协助患者清洗外阴	2	1	0.5	0		
	安置卧位	2	患者卧位正确	2	1	0.5	0		
	垫巾	2	垫巾方法正确，弯盘、治疗碗放置顺序正确	2	1	0.5	0		
	初步消毒	12	1. 消毒手法正确	4	3	2	1		
			2. 消毒顺序正确	4	3	2	1		
			3. 物品位置放置合理	4	3	2	1		

续表

项目		分值	考核评价要点	评价等级				得分	存在问题
				A	B	C	D		
操作过程	开包铺巾	5	1. 开包铺巾手法正确，无菌区合理	2	1	0.5	0		
			2. 用物排列顺序正确	3	2	1	0		
	再次消毒	11	1. 消毒手法正确、轻稳	4	3	2	1		
			2. 消毒顺序正确	4	3	2	1		
			3. 物品位置放置合理	3	2	1	0		
	尿管固定	12	1. 治疗碗移近，用血管钳持导尿管	3	2	1	0		
			2. 插入导尿管长度适合	3	2	1	0		
			3. 见尿后再插入适当长度导尿管	3	3	1	0		
			4. 气囊内注射无菌生理盐水，固定导尿管	2	1	0.5	0		
			5. 证实导尿管固定于膀胱内，移洞巾，脱手套	2	1	0.5	0		
	连接	6	1. 连接集尿袋方法正确	3	2	1	0		
			2. 集尿袋安置于低于膀胱高度的位置，开放导尿管	3	2	1	0		
操作后		8	1. 协助患者穿好裤子，取舒适卧位，整理床单位	1	0.5	0	0		
			2. 有针对性地进行保健指导	1	0.5	0	0		
			3. 用物处理得当	2	1	0.5	0		
			4. 洗手、脱手套方法正确	2	1	0.5	0		
			5. 记录方法正确	2	1	0.5	0		
评价		10	操作熟练，应变能力强，动作规范、轻巧、稳重、准确、安全、无污染；关爱患者，治疗性沟通有效；患者无明显不适	7	5	3	1		
			操作时间 <10 分钟	3	2	1	0		
总分		100							

注：评分等级为 A 级表示操作熟练、规范，无缺项，与患者沟通自然，语言通俗易懂；B 级表示操作欠熟练、规范，有 1~2 处缺项，与患者沟通欠自然；C 级表示操作欠熟练、规范，有 2~3 处缺项，与患者沟通较少；D 级表示操作不熟练，有 3~4 处缺项，与患者无沟通

临床护理进展

1. 导尿管的选择：导尿管是以天然橡胶、硅橡胶或聚氯乙烯（PVC）制成的

导管，其作用是在无菌条件下从膀胱内导出尿液。临床多用硅橡胶导尿管，它表面光滑，具有刺激性小、经济实用的特点。在使用时，不同患者选择不同的型号，常用的成人导管有12F、14F、16F、18F四种型号。

2. 敏感性体质导尿：对于体质敏感的患者，导尿时难度较大。临床现对此类患者导尿前用神经安定，在患者安定初期，意识开始逐渐模糊，但尚未消失，对尿道刺激有反应和记忆，随着尿管穿过尿道的动作疼痛感会逐渐消失，此时，患者只是对导尿有反应，较常规敏感患者导尿反应大，此方法可取。

🌾 能力测评

A1 型题

1. 成年男性导尿时，插入导尿管的长度为

    A. 8～10cm   B. 10～15cm   C. 18～20cm

    D. 20～22cm   E. 22～25cm

A2 型题

2. 患者，男，56岁，腹部手术前留置导尿管。给该患者导尿时，将阴茎提起与腹壁成60°角的目的是

    A. 便于插管用力   B. 使得耻骨前弯消失   C. 便于通过腹部狭窄区

    D. 使尿道口放松   E. 使耻骨下弯消失

3. 患者，女，28岁。剖宫产术前给予留置导尿，给予该措施的目的是

    A. 膀胱给药   B. 采集尿标本做细菌培养

    C. 测量膀胱容量   D. 检查残余尿量

    E. 防止术中误伤膀胱

（蒋　丽）

任务八　膀胱冲洗

　　膀胱冲洗是利用三通导尿管将无菌溶液经留置导尿管或耻骨上造瘘管灌入到膀胱内，再应用虹吸原理将灌入的液体引流出来的方法。膀胱冲洗适应证为：①留置导尿管患者，保持尿液引流通畅，预防泌尿系统感染；②泌尿外科的手术前准备；③手术后护理，如清除膀胱内异物、血块、黏液、细菌等；④治疗某些膀胱疾病，如膀胱炎、膀胱肿瘤等。

情境导入

　　患者，女，48岁，以"留置导尿四天、引流尿液发红"收住入院。入院时体温38.5℃，脉搏82次/分，呼吸20次/分，血压130/100mmHg。神志清，精神差。患者主诉"下腹疼痛、尿液发红"。入院后诊断：泌尿系感染。遵医嘱给予膀胱冲洗，抗感染对症治疗。

工作任务

护士遵医嘱为患者进行膀胱冲洗，以消除其症状，减轻痛苦。

工作过程

一、操作流程

简要流程	操作要点
自身准备	1. 素质要求：衣帽整洁，语言柔和，举止端庄 2. 两人核对：核对执行单及医嘱，签名
评估	1. 患者自身：患者病情、意识、生命体征、自理能力、合作程度及心理状况 2. 操作配合：向患者及家属解释此操作的目的、方法、注意事项及配合要点
操作准备	1. 环境准备：病室整洁，温度适宜；必要时用屏风或隔帘遮挡 2. 护士准备：衣帽整洁，洗手，戴口罩 3. 用物准备 （1）治疗车上层 ·无菌治疗盘内置治疗碗2个、镊子1把、70%酒精棉球数个、无菌膀胱冲洗器装置1套、血管钳1把、手套、开瓶器1个、输液网套1个、输液架1个、便盆及便盆巾

续表

简要流程	操作要点
操作准备	·常用冲洗液：0.9%氯化钠溶液、0.02%呋喃西林溶液、3%硼酸溶液、氯己定溶液、0.1%新霉素溶液，灌入溶液温度为38℃～40℃。前列腺增生摘除术后患者可用4℃左右0.9%氯化钠溶液灌洗 （2）治疗车下层：生活垃圾桶、医疗垃圾桶 （3）必要时备大单、被套、便器
操作过程	1. 核对解释：携用物至患者床旁，核对患者床号、姓名、腕带，向患者及家属解释操作的目的和过程 2. 环境准备：温度适中，用屏风或隔帘遮挡 3. 导尿，固定：按导尿术插入无菌导尿管，连接引流管并固定 4. 排空膀胱 5. 准备冲洗 （1）冲洗器套网套，用开瓶器启开冲洗器瓶铝盖中心部分并消毒，将冲洗器针头插入瓶塞，倒挂于输液架上，关闭排气开关 （2）分离导尿管、集尿袋引流管并消毒（图3-8-1），"Y"形管的分管与导尿管和集尿袋引流管连接，"Y"形管的主管连接冲洗导管（图3-8-2） 6. 冲洗膀胱：关闭引流管，开放冲洗管，调节滴速。患者有尿意或滴入溶液200～300ml后，关闭冲洗管，开放引流管，将冲洗液全部引流后，再关闭引流管 7. 密切观察：按需要反复冲洗，严密观察患者反应，若有出血或血压下降等异常，立即报告医师处理，并记录冲洗液量及性状 8. 冲洗后处理：冲洗完毕，分离冲洗管，消毒导尿管口和引流管接头并连接，清洁外阴，固定好导尿管
操作后	1. 整理：安置舒适卧位，整理床单位 2. 清理用物：用物按医院规定妥善处理物品 3. 洗手记录：洗手，脱口罩，记录

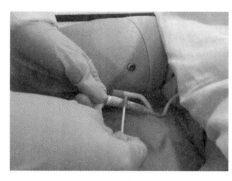
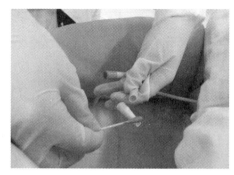

A B

图3-8-1 消毒

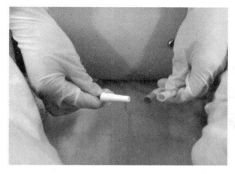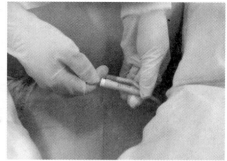

A　　　　　　　　　　　　　　B

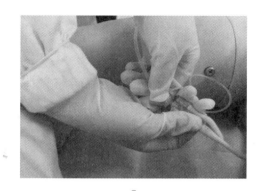

C

图 3 - 8 - 2　连接 "Y" 形管

二、注意事项

1. 严格遵循无菌操作原则。注意冲洗管、冲洗液以及导尿管和尿袋对接之前给各个连接部进行消毒。

2. 避免用力回抽造成尿道黏膜损伤。

3. 冲洗过程中应密切观察引流管是否通畅，若引流的液体量少于灌入的液体量时，应考虑是否有血块或其他物质堵塞，可增加冲洗次数或更换导尿管。

4. 若患者感觉不适，应减缓或停止冲洗，嘱患者深呼吸，尽量放松；若患者出现腹痛、腹胀、膀胱剧烈收缩等情况或引流出血性液体时，应立即停止冲洗，通知医生给予相应处理。

5. 冲洗液瓶内液面距床面约 60cm，以便产生一定的压力，利于液体流入；冲洗液的滴速一般为 60～80 滴/分，冲洗速度不宜过快，以防冲洗液从导尿管侧溢出尿道外；若患者冲洗后出血较多或血压下降，应立即通知医生给予相应处理，并准确记录相关内容。

6. 除特殊需求外，冲洗液的温度应控制在 38℃～40℃，防止低温刺激膀胱；每日冲洗 3～4 次，每次冲洗液量为 500～1000ml；膀胱有出血时可用冷冲洗液，冲洗液的温度为 35℃～37℃，每日冲洗 2～3 次，每次冲洗液量为 50～100ml；若患者为膀胱手术后，则冲洗液量不应超过 50ml。

7. 如果滴入治疗用药，须在膀胱内保留 30 分钟后再引流出体外，或者根据需要延长保留时间。

三、健康宣教要点

1. 解释目的及注意事项：向患者及其家属解释膀胱冲洗的目的和方法，以取得患者配合。

2. 向患者及其家属说明摄取足够水分的重要性，保证每日饮水量在 2000ml 以上，以产生足够的尿量冲洗尿路，以达到预防感染发生的目的。

临床护理进展

1. 膀胱冲洗方法：膀胱冲洗术是预防泌尿系感染的有效措施，传统方法是"Y"形管分管连接集尿袋与引流袋，操作结束分离各管，连接引流管与导尿管，若消毒不彻底易污染。改良后的方法：即用输液器针头直接刺入已消毒的导尿管壁，穿刺点用无菌敷贴固定，使其形成一个密闭式冲洗系统，同时可让患者改变卧位（左右变换），每个部位均冲洗，可发挥膀胱冲洗的最大作用。

2. 冲洗速度及温度：膀胱冲洗速度正常为 100 滴/分。据有关专家报道，若为 100～140ml/min，对患者的生命体征无影响，而冲洗速度为 250ml/min 时，会引起患者心率、呼吸增快及血压升高。同时，膀胱冲洗速度过快，也可增加对膀胱壁的机械性损伤，最终增加感染几率。因此，应选择适宜的冲洗速度，既达到冲洗目的，又可避免造成新的损伤；膀胱冲洗液温度低易刺激膀胱平滑肌，引起膀胱痉挛。采取 38℃～40℃ 的冲洗液冲洗膀胱可减少膀胱痉挛的次数。

能力测评

A1 型题

1. 膀胱冲洗法的目的不包括

A. 预防感染　　　　B. 保证尿液绝对无菌　　C. 泌尿外科术前准备

D. 清除膀胱内的血块　E. 治疗膀胱炎

2. 为患者进行膀胱冲洗时，若患者感觉不适，护士应

A. 加快冲洗速度　　B. 增加冲洗次数　　C. 减慢或停止冲洗

D. 给予一定量的止痛剂　E. 拔出留置导尿管

3. 为患者进行膀胱冲洗时，冲洗液的总量为

A. 50～100ml　　　B. 100～500ml　　　C. 500～1000ml

D. 1000～1500ml　　E. 1500～2000ml

4. 为膀胱炎的患者应用膀胱冲洗术，药液在膀胱内保留的时间为
    A. 15 分钟　　　　　　B. 30 分钟　　　　　　C. 45 分钟
    D. 60 分钟　　　　　　E. 100 分钟

A2 型题

5. 患者，女，60 岁，突发头痛，伴有意识障碍，行颅内血肿清除术后处于昏迷状态，遵医嘱给予留置导尿术，第 10 天发现患者引流出的尿液混浊，可采取的主要护理措施为
    A. 定时更换卧位　　　B. 进行膀胱冲洗　　　C. 定期消毒外阴
    D. 马上拔出导尿管　　E. 每天更换导尿管 1 次

（蒋　丽）

任务九 灌肠法

灌肠法是将一定量的溶液通过肛管由肛门经直肠灌入结肠以帮助患者排便、排气的方法。也可借灌肠法输入药物，以达到确定诊断和进行治疗的目的。根据灌肠的目的不同，灌肠法可分为保留灌肠和不保留灌肠。不保留灌肠按灌入液体量分为大量不保留灌肠和小量不保留灌肠。本次任务以大量不保留灌肠为例介绍灌肠法。大量不保留灌肠的目的是：①软化和清除粪便，排除肠内积气；②清洁肠道，为手术、检查和分娩做准备；③稀释和清除肠道内有害物质，减轻中毒；④为高热患者降温。

情境导入

患者，男，64岁，主诉腹胀，未排便4天。查体：神志清，精神差，心率80次/分，律齐。双肺呼吸音清，未闻及干、湿啰音。腹部平坦，肠鸣音弱，左下腹部可触及包块。患者自述有习惯性便秘史。初步诊断：便秘。医嘱：大量不保留灌肠。

工作任务

护士遵医嘱为患者进行大量不保留灌肠，以软化粪便，解除患者便秘的痛苦。

工作过程

一、操作流程

简要流程	操作要点
自身准备	1. 素质要求：衣帽整洁，语言柔和，举止端庄 2. 两人核对：核对执行单及医嘱，签名
评估	1. 患者病情：患者的临床诊断、心理状态、意识状态、生命体征和排便情况 2. 合作程度：患者对灌肠的理解及合作程度
操作准备	1. 环境准备：病室整洁，温度适宜，关闭门窗；必要时用屏风或隔帘遮挡 2. 护士准备：衣帽整洁，洗手，戴口罩 3. 用物准备 （1）治疗车上层：灌肠筒一套（搪瓷或不锈钢灌肠筒、橡胶管全长约120cm、玻璃接管）或一次性灌肠袋（图3-9-1）、肛管、灌肠溶液、止血钳（或液体调节开关）、润滑剂、棉签、手套、弯盘、水温计、卫生纸、橡胶单（或防水垫巾）、治疗巾

简要流程	操作要点
操作准备	（2）治疗车下层：生活垃圾桶、医疗垃圾桶、便盆、便盆巾 （3）必要时备输液架、屏风 4. 常用冲洗溶液：0.1%～0.2%肥皂水（肝性脑病患者禁用肥皂水灌肠），生理盐水（充血性心力衰竭或钠潴留的患者禁用）。成人每次用量为500～1000ml，小儿用量为200～500ml。液体温度一般为39℃～41℃，降温用温度为28℃～32℃，中暑患者可用4℃等渗冰盐水
操作过程	1. 核对解释：携用物至患者床旁，核对患者床号、姓名、腕带，向患者及家属解释操作目的及过程 2. 安置卧位：关闭门窗，用屏风遮挡，请无关人员回避，协助患者取左侧卧位，双膝屈曲，退裤至膝部，臀部移至床沿 3. 垫巾：垫橡胶单和治疗巾于臀下，将弯盘置于臀边；不能自我控制排便的患者可取仰卧位，臀下垫便盆；盖好被子，只暴露臀部（图3-9-2） 4. 备灌肠筒：挂灌肠筒于输液架上，液面距肛门40～60cm；伤寒患者灌肠时筒内液面不得高于肛门30cm，液量不得超过500ml；戴手套 5. 连接肛管：润滑肛管前端，排尽管内空气，夹管 6. 插肛管：左手垫手纸分开臀部，显露肛门，嘱患者张口深慢呼吸，右手将肛管轻轻插入直肠7～10cm（小儿插入深度为4～7cm），固定肛管（图3-9-3） 7. 灌液：开放管夹，使液体缓缓流入（图3-9-4） 8. 观察：密切观察筒内液面下降情况，若液体流入受阻，可旋转移动肛管或挤捏肛管；如患者感觉腹胀或有便意，可嘱患者张口深慢呼吸，放松腹部肌肉，并降低灌肠筒的高度以减慢流速或暂停片刻；如患者出现脉速、面色苍白、出冷汗、剧烈腹痛、心慌气促，应立即停止灌肠，与医生联系，给予及时处理 9. 拔管：待溶液即将流尽时，夹住橡胶管，用卫生纸包住肛管拔出放入弯盘内，擦净肛门（图3-9-5） 10. 保留：协助患者取舒适的卧位，嘱其尽可能保留5～10分钟后排便，以利于粪便软化。降温灌肠应保留30分钟后再排便，排便后30分钟再测体温 11. 排便：对不能下床的患者给予便器，将卫生纸、呼叫器放于易取处；协助能下床的患者上厕所排便
操作后	1. 整理安置：排便后及时取出便器，擦净肛门，协助患者穿裤，安置舒适卧位，整理床单位，开窗通风 2. 采集标本：观察大便性状，必要时留取标本送检 3. 清理用物：用物按医院规定妥善处理 4. 洗手记录：洗手，脱口罩，记录。在体温单上大便栏目处记录灌肠结果。如灌肠后解便1次记为：1/E；灌肠后无大便记为：0/E

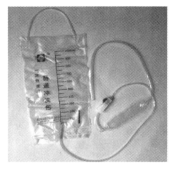

图3-9-1 一次性灌肠袋

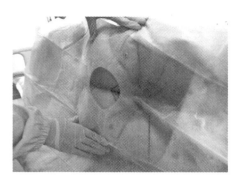

图3-9-2 暴露臀部

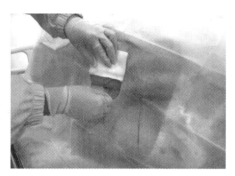

图3-9-3 插肛管

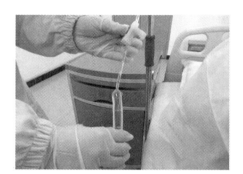

图3-9-4 灌液

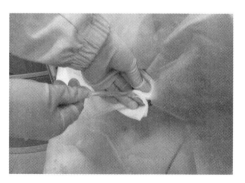

图3-9-5 拔管

二、注意事项

1. 操作过程中应注意保暖，防止患者受凉；尽量减少暴露患者肢体部位，维护患者自尊。

2. 遵医嘱准备灌肠所需的溶液，注意灌肠溶液的温度、浓度、压力和量。

3. 灌肠时，若患者感觉腹胀或有便意时，嘱患者做深呼吸，以减轻不适；若发现患者出现脉速、面色苍白、出冷汗、剧烈腹痛、心慌气急时，应立即停止灌肠，通知医生给予相应处理。

4. 肝性脑病患者禁用肥皂水灌肠，伤寒患者灌肠量不能超过 500ml，液面距离肛门不能超过 30cm，心力衰竭或水钠潴留的患者禁用生理盐水灌肠。

5. 降温灌肠：高热患者进行降温灌肠时，灌肠液应保留 30 分钟后再排便，便后 30 分钟测量体温并做好记录。

6. 急腹症、妊娠早期、消化道出血、严重心血管疾病的患者应禁止灌肠。

三、健康宣教要点

1. 解释目的及注意事项：向患者及其家属解释灌肠的目的和方法，以取得患者配合。

2. 向患者及其家属说明维持正常排便习惯的重要性，指导患者及家属保持健康的生活习惯以维持正常排便。

四、操作评价标准

项目		分值	考核评价要点	评价等级				得分	存在问题
				A	B	C	D		
自身准备		8	1. 衣帽整洁	2	1	0.5	0		
			2. 语言柔和，举止端庄	3	2	1	0		
			3. 核对执行单及医嘱，灌肠液准确	3	2	1	0		
评估		8	1. 核对、解释准确	2	1	0.5	0		
			2. 患者病情、身心状况、排便情况明确	6	5	3	1		
操作准备	环境	2	1. 环境整洁、安静，光线适宜	1	0.5	0	0		
			2. 盘、台、车清洁准确	1	0.5	0	0		
	用物	8	1. 物品齐全准确	2	1	0.5	0		
			2. 放置合理，避免落地	2	1	0.5	0		
			3. 检查所需用物是否齐全	2	1	0.5	0		
			4. 遵医嘱准备灌肠液	2	1	0.5	0		
	护士	2	洗手、戴口罩正确	2	1	0.5	0		
操作过程	核对	2	再次核对，目的、方法解释准确	2	1	0.5	0		
	环境	2	安静、整洁、光线适宜、温度适中	2	1	0.5	0		
	卧位	2	患者左侧卧位，双膝屈曲	2	1	0.5	0		
	灌肠	48	铺橡胶单、治疗巾	3	2	1	0		
			放置弯盘	2	1	0.5	0		
			盖被，暴露臀部	2	1	0.5	0		
			挂灌肠筒，戴手套	3	2	1	0		
			润滑肛管前端	2	1	0.5	0		

项目		分值	考核评价要点	评价等级				得分	存在问题
				A	B	C	D		
操作过程			排尽空气，夹管	3	2	1	0		
			开管，放液	3	2	1	0		
			插管动作轻，手法正确，深度适宜	4	3	2	1		
			固定肛管（勿脱出，勿漏液）	3	2	1	0		
			灌液时观察液体流入情况（口述不畅时的处理方法）	4	3	2	1		
			观察患者反应（口述腹胀、便意时的处理方法）	4	3	2	1		
			拔管方法正确（夹管或折叠拔出，无回流）	4	3	2	1		
			保留灌肠液（口述保留灌肠液的方法）	3	2	1	0		
			协助排便	3	2	1	0		
			向患者交代注意事项正确	3	2	1	0		
			操作过程中随时了解患者的感受	2	1	0.5	0		
操作后		8	1. 协助患者取舒适卧位，整理床单位	1	0.5	0	0		
			2. 有针对性地进行保健指导	1	0.5	0	0		
			3. 用物处理得当	2	1	0.5	0		
			4. 洗手、脱手套方法正确	2	1	0.5	0		
			5. 记录方法正确	2	1	0.5	0		
评价		10	操作熟练，应变能力强，动作规范、轻巧、稳重、准确、安全、无污染；关爱患者，治疗性沟通有效；患者无不适	7	5	3	1		
			操作时间 <10 分钟	3	2	1	0		
总分		100							

注：评分等级为 A 级表示操作熟练、规范，无缺项，与患者沟通自然，语言通俗易懂；B 级表示操作欠熟练、规范，有 1~2 处缺项，与患者沟通欠自然；C 级表示操作欠熟练、规范，有 2~3 处缺项，与患者沟通较少；D 级表示操作不熟练，有 3~4 处缺项，与患者无沟通

临床护理进展

将传统的灌肠筒改用连接一次性输液器的生理盐水挂于输液架上，如静脉输液法排尽空气，然后将输液器与头皮针连接处分离，连接 16 号一次性导尿管，余下操作部分与基础护理灌肠法（传统方法）相同。灌完一袋 500ml 液体后再换另一袋

液体，共 1000ml。如患者感腹胀等不适，可用调速器调节滴速，或关闭调节器，稍待片刻后再灌。改进灌肠用物，用一次性导尿管代替肛管，不用清洗消毒肛管，减少了护士的工作量。

能力测评

A1 型题

1. 大量不保留灌肠的目的不包括

    A. 解除便秘　　　　　　B. 高热患者降温　　　　　C. 肠道术前准备

    D. 分娩前准备　　　　　E. 治疗肠道感染

2. 肝性脑病患者灌肠时，不宜选用肥皂水的原因是

    A. 防止发生腹胀　　　　　　B. 防止对肠黏膜造成刺激

    C. 减少氨的形成及吸收　　　D. 避免引起顽固性腹泻

    E. 防止发生酸中毒

3. 不宜行大量不保留灌肠的患者是

    A. 妊娠 6 个月　　　　　B. 中暑　　　　　　　　C. 伤寒

    D. 结肠癌　　　　　　　E. 便秘

A2 型题

4. 患者，女，45 岁，于田间劳动时中暑。护士遵医嘱给予降温灌肠，灌肠液的温度为

    A. 39℃～41℃　　　　　B. 33℃～37℃　　　　　C. 32℃～34℃

    D. 28℃～32℃　　　　　E. 25℃～28℃

5. 患儿，男，8 岁，高热 40℃。遵医嘱给予降温灌肠，液体保留时间为

    A. 10 分钟　　　　　　B. 20 分钟　　　　　　C. 30 分钟

    D. 40 分钟　　　　　　E. 50 分钟

6. 患者，男，64 岁，躁动不安，意识不清，诊断为肝性脑病前期。此时，灌肠液不宜选用

    A. 0.1% 肥皂水　　　　B. 等渗冰盐水　　　　　C. "1、2、3" 溶液

    D. 植物油　　　　　　　E. 0.9% 氯化钠溶液

（蒋　丽）

情境四　常用标本采集

任务一　静脉血标本采集

静脉血标本采集是指自静脉抽取静脉血标本的方法。常用的静脉有贵要静脉、肘正中静脉、腕部及手背静脉、大隐静脉、小隐静脉、足背静脉、颈外静脉（婴幼儿多选）、股静脉。静脉血标本采集包括：全血标本、血清标本、血培养标本。全血标本用于测定血沉、血常规及血液中某些物质，如尿酸、尿素氮、肌酸、血氨、血糖的含量等。血清标本用于测定血清酶、脂类、电解质和肝功能等。血培养标本用于检测血液中的病原体。

情境导入

患者，男，65 岁，为明确诊断，医生开出临时医嘱：查血糖、肝功能和做血培养。

工作任务

护士遵医嘱立即为患者进行静脉采血送检。

工作过程

一、操作流程

简要流程	操作要点
自身准备	1. 素质要求：服装、鞋、帽整洁，语言柔和，举止端庄 2. 两人核对：核对执行单及医嘱，签名
评估	1. 患者病情：意识状态、自理能力、心理状态、对静脉血标本采集的认知合作程度 2. 局部：皮肤及血管情况，如有无水肿、结节瘢痕、静脉充盈度、管壁弹性等

简要流程	操作要点
操作准备	1. 环境准备：环境清洁、安静，光线明亮 2. 护士准备：洗手，戴口罩 3. 用物准备：注射盘、一次性注射器（规格视采集量而定）、标本容器（抗凝试管、干燥试管、血培养瓶）或真空采血系统（包括真空采血管〔图4-1-1〕、真空采血针〔图4-1-2〕）、止血带、治疗巾、小垫枕、棉签、胶布、检验单、手消毒液、无菌手套
操作过程	1. 核对解释：携用物至患者床旁，核对患者床号、姓名，向患者及家属解释操作目的、过程及配合方法 2. 环境准备：环境清洁、安静，光线明亮 3. 患者准备：据病情采取半坐卧位或仰卧位 4. 采集标本 （1）注射器采血法：选择合适的静脉穿刺点，选择静脉，扎止血带，消毒皮肤，持一次性注射器静脉穿刺，见回血后抽取所需血量。松开止血带，嘱患者松拳，迅速拔针，用干棉签按压穿刺点止血，将血液注入标本容器 ·血清标本：取下针头，将血液沿管壁缓慢注入，勿注入泡沫，不可摇动 ·全血标本：取下针头，将血液沿管壁缓慢注入，摇匀 ·血培养标本：使用时将铝盖中心去除，消毒瓶颈，更换针头，将血液注入瓶内，轻轻摇匀 （2）真空采血器采血法：选择静脉，扎止血带，消毒皮肤，持真空采血针静脉穿刺（图4-1-3），见回血后将真空采血针另一端针头刺入真空采血管（根据采集目的选择合适采血管），血液流入采血管至所需血量（图4-1-4），取下采血管，松止血带，嘱患者松拳，拔针，按压穿刺点
操作后	1. 整理：安置患者于舒适卧位，整理床单位 2. 清理用物：用物按医院规定妥善处理 3. 标本送检：将标本连同检验单及时送检 4. 洗手记录：洗手，脱口罩，记录

二、注意事项

1. 做生化检验应在清晨空腹时采集血标本，事先通知患者抽血前勿进食、饮水，以免影响检验结果。

2. 采集细菌培养标本尽可能在使用抗生素前或伤口局部治疗前、高热寒战期进行标本采集。已经使用抗生素或不能停用的药物应予以注明。一般血培养标本取血5ml，亚急性细菌性心内膜炎患者采血10～15ml，以提高培养阳性率。

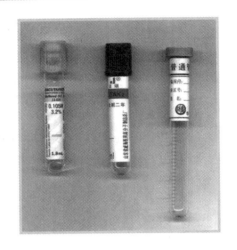

图 4 - 1 - 1　真空采血管

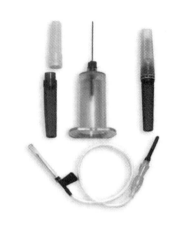

图 4 - 1 - 2　真空采血器

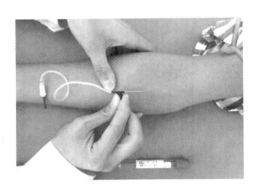

图 4 - 1 - 3　静脉采血穿刺

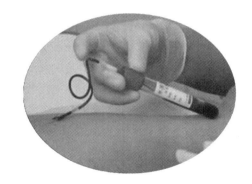

图 4 - 1 - 4　真空采血法

3. 采集血培养标本时应防止污染，严格执行无菌操作技术，抽血前应检查培养基是否符合要求，瓶塞是否干燥，培养液是否充足。血培养标本应注入无菌容器内，不可混入药物、消毒剂、防腐剂，以免影响检验结果。

4. 肘部采血时，不要拍打患者前臂，扎止血带时间以 1 分钟为宜，避免时间过长导致血液成分变化影响检验结果。

5. 严禁在输液和输血的肢体或针头处抽取血标本，应在对侧肢体采集。若女性患者做了乳腺切除术，应在手术对侧的手臂进行采血。

6. 使用真空管采血时，不可在穿刺成功前先将真空采血管与采血针头相连，以免试管内负压消失而影响采血。

三、健康宣教要点

1. 解释目的及注意事项：向患者解释静脉血标本的目的和采集过程中引起的不良反应。穿刺点在下肢部位时采血后应卧床少许时刻，不要立即起立或下肢下垂。

2. 指导患者正确的按压方法：拔针后用一只手的食指、中指、无名指顺静脉走向压迫针眼处及其上方 0.2～0.5cm 处（即同时按压了皮肤针眼和血管针眼）。按压时间是 3～5 分钟，老年患者和凝血功能异常的患者延长按压时间。按压方式是只压不揉。穿刺点在上肢部位时，杜绝屈肘止血。

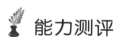

临床护理进展

这里介绍一种智能血液采集管理系统：该系统由叫号管理系统、采血管贴标分配系统和数据接口系统组成。系统会根据先后顺序，依次为患者分配采血窗口；适时读取患者的相关信息，并根据患者采血量自动选取匹配试管，打印生成条码纸，粘贴到试管上；最后系统通过履带将每个患者的所有试管收集在同一个试管盒中，并通过物流传输系统第一时间传送至医院检验中心进行标本检测。该系统最高可以达到每小时 6000 个试管的处理速度，比传统方法提高了工作效率达三倍以上。

能力测评

A1 型题

1. 为患者抽取血标本时，以下哪项不妥

　A. 抽取空腹血应提前告知患者禁食

　B. 采集血标本应遵循无菌操作原则

　C. 所抽取的血标本可带着针头注入试管内

　D. 严禁在输液、输血肢体上抽取

　E. 抽取血标本应使用干燥的注射器和试管

A2 型题

2. 患者，女，82 岁，遵医嘱为其抽取血标本做血糖化验。护士在操作时哪一项不妥

　A. 操作前耐心解释询问　　　　　　B. 护士在输液肢体上直接抽取

　C. 选择血管应避免在输液肢体上　　D. 应遵循无菌操作

　E. 操作完注意告知患者按压

A3 型题

（3～4 题共用题干）

患者，男，70 岁，入院后诊断为"高血压、冠心病"，护士需采集静脉血标本。

3. 为上述患者采集血标本时，以下哪一项不妥

　A. 耐心核对解释　　　　　　　　　B. 询问患者是否空腹

C. 严格无菌操作   D. 在左手输液处可直接抽取

E. 不可在患者输液肢体抽取

4. 采集完血标本后，正确的处理方法是

A. 立即带着针头注入试管内   B. 可在血液里注入少许生理盐水

C. 采集的血液可注入一个试管内   D. 取下针头，分类注入干燥试管内

E. 为节约资源，采血用物可继续给别的患者使用

（秦亚梅）

任务二　动脉血标本采集

动脉血标本采集法是指自动脉抽取动脉血标本的方法。常用动脉有股动脉和桡动脉。

情境导入

患者，女，60岁，因肺心病收住入院。口唇发绀，并伴有明显"三凹征"，医生开出临时医嘱：急查血气。

工作任务

护士遵医嘱立即为患者进行动脉采血送检。

工作过程

一、操作流程

简要流程	操作要点
自身准备	1. 素质要求：服装、鞋、帽整洁，语言柔和，举止端庄 2. 两人核对：核对执行单及医嘱，签名
评估	1. 患者病情：意识状态、自理能力、心理状态、对动脉血标本采集的认知合作程度 2. 局部：穿刺部位的皮肤及动脉情况
操作准备	1. 环境准备：环境清洁，清洁盘、台、车，光线充足 2. 护士准备：洗手，戴口罩 3. 用物准备：化验单、注射盘（内备消毒剂、棉签、小沙袋、动脉血气针、无菌纱布、无菌软木塞、无菌手套，或备2ml或5ml一次性注射器、肝素）
操作过程	1. 核对解释：携用物至患者床旁，核对患者床号、姓名、腕带，向患者及家属解释操作目的、过程及配合方法 2. 环境准备：环境清洁安静，光线适宜 3. 患者准备：据病情采取半坐卧位或仰卧位 4. 选择动脉：桡动脉穿刺点位于前臂掌侧腕关节上2cm（图4-2-1）；股动脉穿刺点位于髂前上棘与坐骨结节连线中点，消毒皮肤，戴无菌手套

简要流程	操作要点
操作过程	5. 采集标本 ·普通注射器采血法：取出并检查一次性注射器，抽吸肝素 0.5ml 湿润注射器内壁，弃去余液，用左手食指和中指摸到动脉搏动最明显处并固定于两指间，右手持注射器于两指间垂直刺入或与动脉走向呈 40°角刺入，见鲜红色血涌入注射器后一手固定注射器，另一手抽取所需血量（图 4-2-2） ·动脉血气针采血法：取出并检查动脉血气针，将血气针活塞拉至所需血量刻度，血气针筒自动形成吸引等量液体的负压。用左手食指和中指在已消毒范围内摸到动脉搏动最明显处，固定于两指间，两手持血气针，在两指间垂直刺入或与动脉走向呈 40°，见有鲜红色回血，固定血气针，血气针会自动抽取所需血量 6. 拔针处理：采血毕，迅速拔出针头，无菌纱布块按压穿刺点 5～10 分钟，必要时用沙袋压迫止血。立即刺入软木塞并搓动注射器使血液与抗凝剂混匀
操作后	1. 整理：安置舒适卧位，整理床单位 2. 清理用物：用物按医院规定妥善处理 3. 标本送检：将标本连同检验单及时送检 4. 洗手记录：洗手，脱口罩，记录动脉

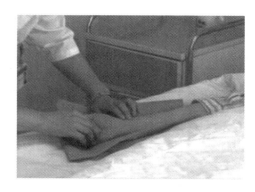
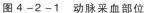

图 4-2-1　动脉采血部位

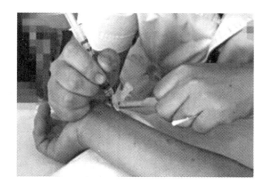

图 4-2-2　动脉采血

二、注意事项

1. 严格执行查对制度和无菌操作原则。

2. 桡动脉穿刺点为前臂掌侧腕关节上 2cm，桡动脉搏动明显处；股动脉穿刺点为腹股沟股动脉搏动明显处。新生儿宜选用桡动脉，不宜选用股动脉穿刺，因股动脉穿刺垂直进针易伤及髋关节。

3. 拔针后局部用无菌纱布或沙袋加压止血，以免出血或形成血肿。

4. 血气分析标本应与空气隔绝，采集后立即送检。

5. 有出血倾向者慎用动脉穿刺法采集血标本。

三、健康宣教要点

1. 解释目的及注意事项：向患者解释动脉血标本采集的目的和采集过程中引起的不良反应，如果在采集过程中出现任何不适，应立即告知护士。

2. 拔针后的指导：指导患者正确按压穿刺点，卧床休息 30 分钟以上。行肱动脉和桡动脉穿刺后，穿刺的肢体当天尽量不要提重物。

临床护理进展

动脉血采集的过程中，良好的心理状态很重要。紧张和烦躁会影响穿刺的成功率。护士在操作时要保持平静、稳定的情绪，排除内部和外部的干扰，全身心地投入工作，同时向患者做好解释工作，以取得患者的理解和配合，使其处于安静状态，避免因恐惧、剧烈活动造成检验结果的误差。

能力测评

A1 型题

1. 动脉采血技术用于

　　A. 交叉配血　　　B. 血常规　　　C. 血气分析　　　D. 血生化　　　E. 血清分析

2. 采集动脉血标本常规消毒穿刺局部皮肤的范围是

　　A. 以动脉最强点为圆心，直径大于 5cm

　　B. 以动脉最弱点为圆心，直径大于 5cm

　　C. 以动脉最强点为圆心，直径大于 6cm

　　D. 以动脉最弱点为圆心，直径大于 6cm

　　E. 以动脉最强点为圆心，直径大于 10cm

3. 采集动脉血时穿刺针头斜面最佳穿刺角度是

　　A. 向上与皮肤呈 45°～90°角　　　　　　　B. 向下与皮肤呈 45°～90°角

　　C. 向上与皮肤呈 60°角　　　　　　　　　D. 向上与皮肤呈 30°角

　　E. 向上与皮肤呈 15°角

（秦亚梅）

任务三　痰标本采集

痰液是气管、支气管和肺泡的分泌物，正常情况下分泌很少，不会引起咳嗽和咳痰。当呼吸道黏膜受到刺激时，分泌物增多，产生痰液。痰标本采集根据目的不同分为常规标本、24小时标本、培养标本。

情境导入

患者，56岁，因"咳嗽、咳痰半月，用药后不见好转"入院。入院时体温38.4℃，脉搏82次/分，呼吸23次/分，血压110/75mmHg。神志清，精神差，听诊双肺布满湿啰音，伴呼吸音粗、痰鸣音重，闻及胸膜摩擦音。医嘱：查痰液常规。

工作任务

护士遵医嘱立即采集痰标本，做痰液常规检查。

工作过程

一、操作流程

简要流程	操作要点
自身准备	1. 素质要求：服装、鞋、帽整洁，语言柔和，举止端庄 2. 两人核对：核对执行单及医嘱，签名
评估	患者病情：意识状态、自理能力、心理状态、对收集痰液的认知合作程度
操作准备	1. 环境准备：环境清洁，光线充足 2. 护士准备：洗手，戴口罩 3. 用物准备：检验单，常规痰标本备痰盒（图4-3-1），24小时痰标本备广口集痰容器，痰培养标本备无菌集痰器和漱口溶液，无法咳痰或不合作者需备电动吸引器、吸痰管、特殊集痰器、手套等
操作过程	1. 核对解释：携用物至患者床旁，核对患者床号、姓名、腕带，向患者或家属解释留取痰标本的目的、方法及配合要点，以取得合作 2. 环境准备：环境清洁安静，光线适宜 3. 患者准备：据病情采取半坐卧位或仰卧位

简要流程	操作要点
操作过程	4. 采集标本 （1）常规标本：清晨醒来进食前先漱口，深呼吸后用力咳出气管深处的痰液，收集于痰盒内送检（无法咳嗽或不能合作患者，协助取舒适卧位，叩击背部，按吸痰法收集痰标本，或采用采痰器采集）（图4-3-2） （2）24小时标本：从清晨醒来漱口后第一口痰开始留取，至次晨漱口后第一口痰结束，将24小时的全部痰液吐入容器内送检 （3）培养标本：晨起后先用漱口液漱口，再用清水漱口，深呼吸后用力咳出气管深处的痰液，收集于无菌集痰器内送检。昏迷患者可用无菌吸痰法吸取痰液
操作后	1. 整理：按需要协助患者漱口或口腔护理。安置舒适卧位，整理床单位 2. 清理用物：用物按医院规定妥善处理 3. 标本送检：将痰标本连同检验单及时送检 4. 洗手记录：洗手，脱口罩，记录痰液的外观和性状，24小时痰标本记录总量

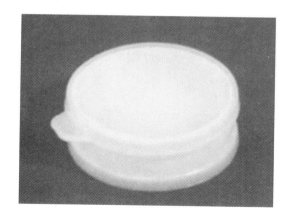

图4-3-1　痰常规标本容器

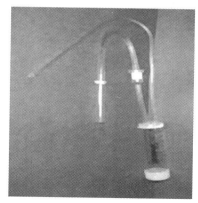

图4-3-2　痰标本采集容器

二、注意事项

1. 若痰液不易咳出者，可先进行雾化吸入以湿化痰液。

2. 留取常规痰标本查找癌细胞时应立即送验，也可用95%乙醇或10%甲醛固定后立即送检。

3. 做24小时痰量和分层检查时，应嘱患者将痰吐在无色的广口瓶内，需要时可加入少许石炭酸以防腐。

三、健康宣教要点

1. 解释目的及注意事项：向患者解释痰标本采集的目的、方法及配合要点，以取得合作。

2. 留痰的指导：指导患者正确留取痰标本，告知患者不可将唾液、漱口水、鼻涕等混入痰中。

临床护理进展

诱导排痰技术：小儿痰标本的采集往往比较困难，在临床护理工作中经常遇到干咳无痰或咳不出痰而拒绝吸痰的患儿，极大限制了痰液学检查。此时可用高渗盐水雾化吸入后，协助患儿轻叩背部，由下至上，由外侧到内侧，避开心前区，鼓励患儿有效咳嗽。此方法对支气管和肺泡内壁有一定的湿润作用，同时其雾化刺激作用也可使支气管深部痰液易于排出。

能力测评

A1 型题

1. 以下哪项不是采集痰液标本的目的

   A. 检查痰的一般性状，协助诊断呼吸道疾病

   B. 检查痰液中致病菌，确定病菌种类

   C. 检查 24 小时痰液的量及性状，协助诊断

   D. 可检验出血红蛋白含量

   E. 痰培养标本做药敏试验

A2 型题

2. 患者，女，80 岁，遵医嘱为其采集痰标本。护士在操作时哪一项不妥

   A. 操作前耐心解释

   B. 对需自行留取的痰液，护士应耐心解释留取的方法

   C. 无法咳痰或不合作者嘱其家属协助

   D. 应遵循无菌操作采集痰培养标本

   E. 采集前要了解患者病情及合作程度

A3 型题

(3～4 题共用题干)

患者，男，72 岁，入院后遵医嘱为其采集痰培养标本。

3. 为上述患者采集痰标本时，以下哪一项不妥

   A. 采集前耐心核对解释

   B. 痰液收集好后不用盖，三天内送检

   C. 深吸气后用力咳出痰液

   D. 嘱患者清晨醒来进食前先漱口

E. 根据检验目的适当选择容器

4. 采集完痰标本后，正确的处理方法是

A. 放置 24 小时后送检　　　　　　　B. 为防止异味可加入乙醇

C. 采集的痰标本可不用加盖　　　　　D. 加盖放置，及时送检

E. 可加入抗生素于痰液后送检

（秦亚梅）

任务四　咽拭子标本采集

咽拭子采集法的目的主要是从患者咽部和扁桃体取分泌物做细菌培养或病毒分离，以协助诊断、治疗和护理。

情境导入

患儿，男，6岁，以"咳嗽、咽喉疼痛伴发热3天"为主诉入院。入院时体温38.4℃，脉搏98次/分，呼吸20次/分，血压98/65mmHg。患儿面色潮红，精神差，咽后壁充血，扁桃体Ⅱ度肿大。临时医嘱：采集咽拭子。

工作任务

护士遵医嘱立即为患儿采集咽部标本做细菌培养，以确定临床用药的准确性。

工作过程

一、操作流程

简要流程	操作要点
自身准备	1. 素质要求：服装、鞋、帽整洁，语言柔和，举止端庄 2. 两人核对：核对执行单及医嘱，签名
评估	1. 患者病情：意识状态、自理能力、心理状态、对咽拭子采集法的认知合作程度 2. 进食时间：避免在进食后两小时内采集标本，以免引起呕吐
操作准备	1. 环境准备：环境清洁，清洁盘、台、车，光线充足 2. 护士准备：洗手，戴口罩，熟悉咽拭子采集的方法和原则，目的及注意事项 3. 用物准备：无菌咽拭子培养管、酒精灯、火柴、压舌板、手电筒、手套、检验单（图4-4-1）
操作过程	1. 核对解释：携用物至患者床旁，核对患者床号、姓名、腕带，向患者及家属解释留取咽拭子培养操作目的、过程及配合方法 2. 环境准备：环境清洁安静，光线适宜 3. 患者准备：体位舒适，愿意配合，进食2小时后再采集标本 4. 采集标本：点燃酒精灯，嘱患者张口发"啊"的音，同时用培养管内的无菌长棉签擦拭腭弓两侧和咽、扁桃体上的分泌物，在酒精灯火焰上消毒试管口，将棉签插入试管，塞紧，防止标本污染（图4-4-2）

续表

简要流程	操作要点
操作后	1. 整理：安置患者于舒适卧位，整理床单位 2. 清理用物：用物按医院规定妥善处理 3. 标本送检：将标本连同检验单及时送检 4. 洗手记录：洗手，脱口罩，记录标本采集时间

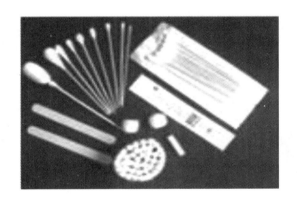

图 4 - 4 - 1　咽拭子标本采集用物

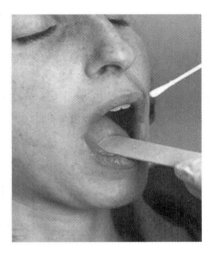

图 4 - 4 - 2　咽拭子标本采集方法

二、注意事项

1. 做真菌培养时应在口腔溃疡面上采取分泌物。

2. 留取标本时，棉签不可触及其他部位，防止污染标本，影响检验结果。

3. 避免进食后 2 小时内留取标本，防止发生呕吐。

三、健康宣教要点

解释目的及注意事项：向患者解释咽拭子采集的目的和咽拭子采集过程中引起的不良反应，如果在采集过程中出现任何不适，立即告知护士。

临床护理进展

咽部的咽拭子厌氧菌培养：让患者用清水漱口，伸长舌头，将咽拭子深入咽部与扁桃体或者咽接触，不要触碰舌头，然后慢慢取出。

能力测评

A1 型题

1. 以下哪项不是咽拭子标本采集时的用物

    A. 无菌咽拭子培养管   B. 酒精灯、火柴   C. 压舌板、检验单

    D. 手电筒和手套   E. 注射器、生理盐水

A2 型题

2. 患儿，女，8 岁，遵医嘱为其采集咽拭子标本。护士在操作时哪一项不妥

    A. 操作前耐心解释，认真查对   B. 嘱患者尽量暴露咽部

    C. 使用酒精灯防止污染   D. 采集完的棉签插入试管，塞紧

    E. 取标本时部位在患儿的舌面

A3 型题

（3~4 题共用题干）

    患者，男，42 岁，入院后遵医嘱采集咽拭子标本做细菌培养。

3. 为上述患者采集咽拭子标本时，以下哪一项不妥

    A. 采集前耐心核对解释采集的目的   B. 用物应准备齐全

    C. 嘱患者发“啊”的声音   D. 此项操作可不用酒精灯

    E. 采集的部位在腭弓两侧和咽、扁桃体上

4. 以下是采集咽拭子标本时的注意事项，不妥的一项是

    A. 采集的标本防止污染   B. 为防止患者呕吐，进食后 1 小时采集

    C. 采集的标本及时送检   D. 棉签不要触及其他部位

    E. 动作要轻稳、敏捷，防止引起患者不适

（秦亚梅）

任务五　尿标本采集

尿液标本分为三种：常规标本、培养标本和 12 小时或 24 小时标本。常规标本用于检查尿液的颜色、透明度，有无细胞及管型，测定尿比重，做尿蛋白及尿糖定性检测等；培养标本用于做细菌培养或细菌敏感试验，以了解病情，协助疾病的诊断与治疗；12 小时或 24 小时尿标本用于各种尿生化检查，如钠、钾、氯、17 - 羟类固醇、肌酐、肌酸及尿糖定量检查或尿浓缩查结核杆菌等。

情境导入

患者，女，60 岁，以"小腹部胀痛，伴尿急、尿频 3 天"为主诉入院。入院时体温 37.4℃，脉搏 88 次/分，呼吸 20 次/分，血压 108/65mmHg。患者神志清，精神差，体格检查见颜面及小腿部有轻度水肿，其他部位无异常。

工作任务

入院后护士遵医嘱立即为患者采集尿标本做细菌培养以及尿常规检查，以确定临床诊断和用药的准确性。

工作过程

一、操作流程

简要流程	操作要点
自身准备	1. 素质要求：服装、鞋、帽整洁，语言柔和，举止端庄
	2. 两人核对：核对执行单及医嘱，签名
评估	患者病情：意识状态、自理能力、心理状态、对收集尿液的认知合作程度
操作准备	1. 环境准备：宽敞、安静、安全、隐蔽
	2. 护士准备：洗手，戴口罩，熟悉尿标本采集的方法和原则
	3. 用物准备
	（1）尿常规标本：一次性尿常规标本容器，必要时备便盆或尿壶
	（2）尿培养标本：无菌标本试管，无菌手套，无菌棉签，消毒液，长柄试管夹，便器，火柴，酒精灯，便盆，屏风，必要时备导尿包
	（3）12 小时或 24 小时尿标本：集尿瓶（容量 3000 ~ 5000ml），防腐剂

简要流程	操作要点
操作过程	1. 核对解释：携用物至患者床旁，核对患者床号、姓名、腕带，向患者及家属解释留取尿标本的目的、过程及配合方法 2. 环境准备：宽敞、安静、安全、隐蔽 3. 患者准备：据病情采取半坐卧位或仰卧位 4. 采集标本 （1）常规标本：能自理的患者，给予标本容器，嘱其将晨起第一次尿流入容器内，测尿比重需留取 100ml，其余检验留取 30ml。行动不便的患者，护士协助其在床上使用便器，收集尿液于一次性尿常规标本容器内 （2）培养标本 ·中段尿留取法：按导尿术清洁、消毒外阴。嘱患者排尿，弃去前段尿，用试管接取中段尿 5～10ml ·导尿术留取法：按导尿术插入导尿管将尿液引出，留取尿标本。尿液收集于无菌标本试管内 （3）12 小时或 24 小时尿标本 ·12 小时尿标本：于晚上 7 时排空膀胱后留取尿液至次晨 7 时排空膀胱的最后一次尿 ·24 小时尿标本：嘱患者于早晨 7 时排空膀胱后，开始留取尿液，至次晨 7 时留取最后一次尿。尿液收集于集尿瓶内
操作后	1. 整理：撤便器，协助患者取舒适体位，整理床单位 2. 清理用物：用物按医院规定妥善处理 3. 标本送检：将标本连同检验单及时送检。 4. 洗手记录：洗手，脱口罩，记录

二、注意事项

1. 女性患者月经期不宜留取尿标本，以免影响检查结果。

2. 若会阴部分泌物过多时，先清洁或冲洗会阴后再收集。

3. 早孕诊断试验应留取晨尿。

4. 留取尿标本时不可混入粪便，以防粪便中的微生物使尿液变质。

三、健康宣教要点

1. 解释目的及注意事项：向患者解释尿标本采集的目的、作用、操作过程及注意事项。

2. 尿标本采集的指导：提供安全隐蔽的环境，消除紧张情绪。向患者说明正确留取尿标本对检验结果的重要性，教会患者留取方法，确保检验结果的准确性。

临床护理进展

尿标本常用的防腐剂及用途如下。

1. 甲醛：24 小时尿加入 40% 的甲醛 1～2ml，用于管型、细胞检查。由于甲醛具有还原性，不适用于尿糖等化学成分检查。

2. 硼酸：每升尿中加入约 10g 硼酸。在 24 小时内可抑制细菌生长，用于蛋白质、尿酸、5－羟吲哚乙酸、羟脯氨酸、皮质醇、雌激素、类固醇等检查，不适用于 pH 值检查。

3. 甲苯：每 100ml 尿加入 0.5ml 甲苯，用于尿糖、尿蛋白的检查。

4. 浓盐酸：每升尿加入 10ml 浓盐酸，用于钙、磷酸盐、草酸盐、尿 17－酮类固醇、17－羟类固醇、肾上腺素、儿茶酚胺等项目的检查。

5. 碳酸钠：24 小时尿中加入约 4g 碳酸钠，用于卟啉、尿胆原检查。

6. 麝香草酚：每 100ml 尿加入 0.1 克麝香草酚，用于有形成分检查。

能力测评

A1 型题

1. 以下哪项不是尿标本采集的目的

　　A. 用于检查尿液颜色、有无细胞和管形　　B. 用于尿蛋白和尿糖的定性检查

　　C. 用于细菌培养或细菌敏感试验　　D. 用于做尿生化检查

　　E. 用于确定是泌尿系感染还是生殖器感染

A2 型题

2. 患者，女，38 岁，遵医嘱为其采集尿标本。护士在操作时哪一项不妥

　　A. 操作前耐心解释，认真查对　　B. 嘱患者尽量暴露会阴部

　　C. 使用一次性尿常规标本容器　　D. 采集完的标本及时送检

　　E. 取标本时留取中段尿液

A3 型题

(3～4 题共用题干)

　　患者，男，42 岁，入院后遵医嘱采集尿标本做细菌培养。

3. 为上述患者采集尿标本时，以下哪一项不妥

　　A. 采集前耐心核对，解释采集的目的　　B. 用物应准备齐全

　　C. 嘱患者去卫生间自行留取　　D. 此项操作须在无菌下进行

　　E. 采集标本应留取中段尿液 5～10ml

4. 以下是采集尿标本时的注意事项，不妥的一项是

　　A. 女患者月经期不宜留取尿标本，做早孕诊断试验应留取晨尿

B. 会阴部分泌物过多时，应先清洗或冲洗，再收集尿液

C. 尿常规检查和尿细菌培养可使用同一种方法采集标本

D. 留取培养标本，应无菌操作

E. 留取 12 小时或 24 小时尿标本，应根据要求在尿瓶内加防腐剂

（秦亚梅）

任务六　粪便标本采集

粪便标本包括常规标本、寄生虫或虫卵标本、细菌培养标本、隐血标本。常规标本用于检查粪便的一般性状、颜色、细胞等。寄生虫及虫卵标本用于检查粪便中的寄生虫、幼虫及虫卵。培养标本用于检查粪便中的致病菌。隐血标本用于检查粪便中肉眼不能观察到的微量血液。

情境导入

患者，女，17 岁，3 天前与朋友进食火锅后发生腹泻，自行口服止泻药后症状未缓解，于今日上午 9 时以"腹泻、腹痛伴乏力 2 天"为主诉入院。入院时体温 37.4℃，脉搏 88 次/分，呼吸 19 次/分，血压 100/60mmHg。患者神志清，精神差，面色蜡黄，口唇稍苍白，一般状况良好。听诊双肺呼吸音清晰，未闻及干、湿啰音。腹部触诊及神经反射正常。

工作任务

入院后护士遵医嘱立即为患者采集粪标本做常规检查，以确定临床诊断和用药的准确性。

工作过程

一、操作流程

简要流程	操作要点
自身准备	1. 素质要求：服装、鞋、帽整洁，语言柔和，举止端庄 2. 两人核对：核对执行单及医嘱，签名
评估	患者病情：意识状态、自理能力、心理状态、对收集粪便的认知合作程度
操作准备	1. 环境准备：环境清洁，清洁盘、台、车，光线充足 2. 护士准备：洗手，戴口罩 3. 用物准备 （1）常规标本：检便盒（图 4-6-1）（内附棉签或检便匙）、清洁便盆 （2）培养标本：无菌标本瓶、无菌棉签、消毒便盆 （3）隐血标本：检便盒（内附棉签或检便匙）、清洁便盆 （4）寄生虫或虫卵标本：检便盒（内附棉签或检便匙）、透明胶带及载玻片（查找蛲虫）、清洁便盆

简要流程	操作要点
操作过程	1. 核对解释：携用物至患者床旁，核对患者床号、姓名、腕带，向患者及家属解释粪便标本采集操作的目的、过程及配合方法 2. 环境准备：环境清洁安静，光线适宜 3. 患者准备：了解粪标本采集的目的、方法、注意事项及配合要点 4. 采集标本 （1）常规标本：嘱患者排便于清洁便盆内，用检便匙取中央部分或黏液脓血部分5g于检便盒内送检 （2）培养标本：嘱患者排便于消毒便盆内，用无菌棉签取中央部分或黏液脓血部分2~5g于培养瓶内，塞紧瓶塞送检。如患者无便意，用长棉签蘸0.9%氯化钠溶液，由肛门插入6~7cm，顺一个方向旋转后退出，将棉签置于培养瓶内，塞紧瓶塞 （3）隐血标本：按常规标本留取 （4）寄生虫标本：嘱患者排便于便盆内，用检便匙取不同部位带血或黏液脓血粪便5~10g送检。查蛲虫标本需嘱患者睡觉前或清晨未起床前，将透明胶带贴在肛门周围处。取下并将粘有虫卵的透明胶带贴在载玻片上或将透明胶带对合，立即送检。查阿米巴原虫：用热水将便盆加温至接近体温。排便后，将标本连同便盆立即送检
操作后	1. 整理：安置患者于舒适卧位，整理床单位 2. 清理用物：用物按医院规定妥善处理 3. 标本送检：将标本连同检验单及时送检 4. 洗手记录：洗手，脱口罩，记录粪便标本采集时间及患者反应

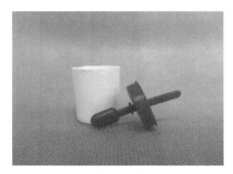

图4-6-1 检便盒

二、注意事项

1. 查阿米巴原虫时，在采集标本前几天不可给患者服用钡剂、油质、含金属的泻剂等，以免影响阿米巴虫卵或胞囊显露。

2. 采集隐血标本时，在采集标本前三天需禁食肉类、动物肝脏、血及含铁丰富的食物和药物，第4天进行标本的采集，避免造成假阳性。

3. 患者腹泻时，水样便应盛于容器内送检。

三、健康宣教要点

1. 解释目的及注意事项：向患者解释粪便标本采集的目的、作用、操作过程及注意事项。

2. 粪便标本采集的指导：向患者说明正确留取粪便标本对检验结果的重要性，教会患者留取方法，确保检验结果的准确性。

临床护理进展

怎样正确留取患儿大便标本？

1. 专用便盒留取：用医院提供的干燥、清洁、无吸水性的一次性专用大便试管，稀便留取量为 5ml 左右，成型便指头大小（约 5g）送检。鉴于婴幼儿的特殊性，在直接往试管留取粪便标本困难时，可用干净、干燥的便盆先接取，再用干净的小勺或不吸水的器具从中挑取病变部分，如血液、黏液、脓液放入便盒，盖上盒盖，及时送检，注意在留取粪便标本时不能混入尿液标本。

2. 不吸水的一次性用具留取：患儿家长在家中留取患儿粪便标本或身边无一次性便盒时，可使用家中备有的干净、干燥、无吸水性的用具留取，如洗净晾干的玻璃瓶，一次性的保鲜膜、保鲜袋等，留取后密封保湿送检。

3. 棉拭子留取：有的患儿急需检验粪便标本而又无法及时留取时，可用棉拭子拭取，立刻保湿送检。

能力测评

A1 型题

1. 以下哪项不是粪标本采集的目的
   A. 用于检查粪便的性状、颜色、细菌
   B. 检查粪便中的致病菌
   C. 检查肉眼不能查见的微量血液
   D. 检查粪便中的寄生虫、幼虫等
   E. 用于确定病变的部位

A2 型题

2. 患者，女，28 岁，以 "腹泻 3 天" 为主诉入院，请问患者入院后应首选做以下哪一种检查
   A. 腹部 B 超检查　　　　　　　　　B. X 线检查
   C. 采集粪标本做常规检查以确定患者用药　　D. 尿常规检查
   E. 头颅 CT

A3 型题

(3～4 题共用题干)

患者，男，52 岁，结肠炎病史 3 年。入院后遵医嘱采集粪标本。

3. 为上述患者采集标本时，以下哪一项不妥

    A. 采集前耐心核对，解释采集的目的   B. 用物应准备齐全

    C. 应分类留取标本   D. 此项操作必须在无菌下进行

    E. 采集标本时应取黏液或脓血部分

4. 以下采集粪标本时的注意事项，不妥的一项是

    A. 用长棉签蘸 0.9% 氯化钠溶液，由肛门插入 6～7cm，顺一个方向旋转后退出，将棉签置于培养瓶内，塞紧瓶塞

    B. 采集隐血标本，嘱患者检查前 3 天禁食肉类、动物肝、血和含铁丰富的药物、食物、绿叶蔬菜，三天后收集标本

    C. 采集寄生虫标本，如患者服用驱虫药或做血吸虫孵化检查，应留取全部粪便

    D. 检查阿米巴原虫，采集前几天不应给患者服用铁剂、油质或含金属的泻剂，患者如有腹泻，水样便应盛于容器内送检

    E. 为提高检测效果，需给患者灌肠后采集

（秦亚梅）

情境五　给药治疗与护理

任务一　雾化吸入

雾化吸入是利用雾化装置将药液形成细小雾滴，以气雾状喷出，由呼吸道吸入以达到治疗或预防疾病目的的给药方法。雾化吸入具有药物用量较小，起效较快，不良反应较轻等优点。可用于：①湿化气道；②预防和治疗呼吸道感染；③消除炎症，减轻呼吸道黏膜水肿；④稀释痰液，帮助祛痰。

情境导入

患者，男，60岁，肺癌晚期多次化疗后肺部感染，咳嗽半月余，痰液黏稠，咳痰困难，入院治疗。医嘱：0.9% NaCl 10ml + 庆大霉素 12U + 糜蛋白酶 5mg，雾化吸入，每日2次。

工作任务

护士遵医嘱为患者进行雾化吸入，以减轻呼吸道症状。

工作过程

一、操作流程

（一）氧气雾化吸入操作流程

简要流程	操作要点
自身准备	1. 素质要求：服装、鞋、帽整洁，语言柔和，举止端庄 2. 两人查对：查对执行单及医嘱，签名
评估	1. 患者病情：意识状况、心理状态、对雾化的认知合作程度 2. 治疗情况：用药史及目前用药情况 3. 局部情况：呼吸道是否通畅，配合能力，面部及口腔黏膜情况
操作准备	1. 环境准备：环境清洁安静，清洁盘、台、车 2. 护士准备：衣帽整洁，修剪指甲，洗手，戴口罩

简要流程	操作要点
操作准备	3. 用物准备：注射盘、氧气雾化吸入器一套（图 5 - 1 - 1）、氧气装置 1 套（湿化瓶内不装水）、药液、5ml 注射器、生理盐水、弯盘、毛巾、无菌盘 4. 药液准备 （1）查对瓶签：药名、剂量、浓度、有效期 （2）检查质量：密封包装有无破损，药液有无混浊、变色、沉淀 （3）配制药液：将药液注入氧气雾化吸入器内，并置于无菌盘内
操作过程	1. 查对解释：携用物至患者床旁，查对床号、姓名，向患者解释操作目的、过程及配合方法 2. 环境准备：环境清洁、安静，光线适宜 3. 患者准备：助患者漱口（必要时），取舒适卧位，教会患者使用氧气雾化器 4. 连接装置：连接雾化器的接气口与氧气装置的橡皮管口，调节氧流量至 6 ～ 8L/min 5. 雾化吸入 （1）指导配合：指导患者手持雾化器，将吸嘴放入口中，紧闭嘴唇，深吸气，用鼻呼气，或将面罩紧贴患者口鼻，指导患者做深呼吸（图 5 - 1 - 2），反复进行至药液吸完为止 （2）观察：患者治疗及装置情况，注意用氧安全 （3）治疗完毕：取下雾化器，关闭氧气开关
操作后	1. 整理：协助患者清洁口腔，擦干面部，安置患者于舒适卧位，整理床单位 2. 清理用物：一次性雾化器按规定消毒处理备用，防止交叉感染 3. 洗手记录：洗手，脱口罩，记录雾化开始及停止时间，患者反应及效果等

（二）超声波雾化吸入操作流程

简要流程	操作要点
自身准备	1. 素质要求：服装、鞋、帽整洁，语言柔和，举止端庄 2. 两人查对：查对执行单及医嘱，签名
评估	1. 患者病情：意识状况，心理状态，对雾化的认知合作程度 2. 治疗情况：用药史及目前用药情况 3. 局部情况：呼吸状况及配合能力，指导患者吸入时呼吸（紧闭口唇、用嘴深吸气，用鼻深呼气）
操作准备	1. 环境准备：环境清洁安静，清洁盘、台、车 2. 护士准备：衣帽整洁，修剪指甲，洗手，戴口罩 3. 用物准备：超声波雾化吸入器一套（图 5 - 1 - 3）、注射盘、药液、生理盐水、冷蒸馏水、50ml 注射器、水温计

简要流程	操作要点
操作准备	4. 药物准备 （1）连接装置：检查雾化吸入器主机及附件是否完好，将雾化器主机与各附件连接 （2）加蒸馏水：水槽内加冷蒸馏水 250ml 左右 （3）加入药液：将药液稀释至 30～50ml 加入雾化罐内，放入水槽，盖紧水槽盖
操作过程	1. 查对解释：携用物至患者床旁，查对床号、姓名，向患者解释操作目的、过程及配合方法 2. 环境准备：环境清洁、安静，光线适宜 3. 患者准备：助患者漱口（必要时），取舒适卧位，教会患者使用超声波雾化器 4. 开始雾化 （1）通电定时：接通电源，打开电源开关，预热 3～5 分钟，定时 （2）调节雾量：打开雾化开关，调节雾量 （3）吸入药液：将口含嘴（或面罩）放入患者口中，指导患者做深呼吸（图 5-1-4） （4）观察：观察患者吸入药液后的反应及效果 5. 结束雾化：治疗完毕，取下口含嘴，关雾化开关，再关电源开关
操作后	1. 整理：协助患者清洁口腔，擦干面部，安置患者于舒适卧位，整理床单位 2. 清理用物：放掉水槽内的水并擦干，雾化罐、螺纹管、口含嘴置于消毒液内浸泡 1 小时，再洗净晾干备用 3. 洗手记录：洗手，脱口罩，记录雾化开始及停止时间，患者反应及效果等

二、注意事项

1. 正确使用供氧装置：注意用氧安全，室内避免火源；氧气湿化瓶内不加水，以免降低药液浓度影响疗效。

2. 熟悉超声波雾化器性能：水槽内保持足够水量，水温不超过 50℃；水槽底部晶体换能器和雾化罐底部透声膜质脆易破碎，在操作及清洗过程中动作要轻，以免损坏；连续使用时应间隔 30 分钟，以免过热损坏机器。

3. 观察及协助排痰：观察患者痰液排出情况，如雾化吸入后痰液仍未咳出，可予以拍背、吸痰等方法协助排痰。

三、健康宣教要点

1. 解释雾化吸入的原理、目的、注意事项，吸入过程中如出现不适反应，立即停止，告知护士。

2. 吸入方法的指导：雾化吸入过程中告知患者如何配合。

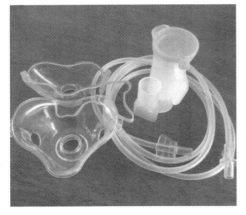

图 5 - 1 - 1 氧气雾化装置

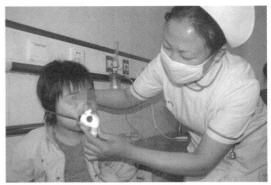

图 5 - 1 - 2 氧气雾化吸入

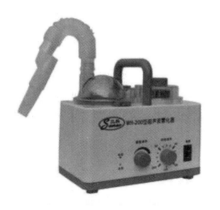

图 5 - 1 - 3 超声波雾化器

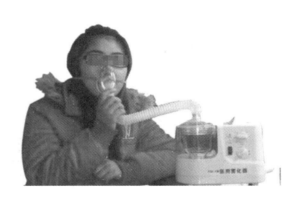

图 5 - 1 - 4 超声波雾化吸入

临床护理进展

　　哮喘患者进行雾化时雾化量不宜太大，一般氧气流量为 1～1.5L/min。在雾化治疗过程中，雾滴作为一种异物可刺激支气管导致痉挛，易引起哮喘发作，雾化时需同时应用支气管扩张剂如氨茶碱等。

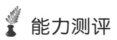 能力测评

A1 型题

1. 患者，男，60 岁，患者慢性支气管炎，痰液黏稠，不易咳出，用雾化吸入，错误的操作是

　　A. 药物用 α - 糜蛋白酶　　　　　　　　　B. 稀释药物至 50ml

C. 水槽内加热水 250ml　　　　　　D. 使用时先开电源开关，再开雾化开关

E. 治疗时间为 15～20 分钟

2. 患者，女，喉头水肿消炎后给予雾化吸入。氧气雾化吸入时，下列哪项不妥

A. 嘱患者吸入前漱口　　　　　　　B. 嘱患者紧闭嘴唇，用鼻呼吸

C. 湿化瓶内盛蒸馏水　　　　　　　D. 湿化瓶内不能放水

E. 调节氧流量为 6～8L/min

3. 患者，女，60 岁。患慢性支气管炎，近 3 天咳嗽咳痰，痰液黏稠不易咳出，护士遵医嘱给予超声雾化吸入，其治疗目的不包括

A. 湿化呼吸　　　　　B. 稀释痰液　　　　　C. 消除炎症

D. 解除支气管痉挛　　E. 预防心力衰竭

A3 型题

(4～6 题共用题干)

患者，女，35 岁，支气管哮喘发作，严重咳喘不能平卧，遵医嘱做超声雾化吸入治疗。

4. 超声雾化治疗的目的不包括

A. 减轻咳嗽　　　　　B. 消除炎症　　　　　C. 稀释痰液

D. 减轻水肿　　　　　E. 促进食欲

5. 为了给患者解痉平喘，应首选的药物是

A. α－糜蛋白酶　　　　B. 氨茶碱　　　　　C. 庆大霉素

D. 地塞米松　　　　　E. 沐舒坦

6. 正确进行超声雾化吸入操作的方法是

A. 水槽加冷蒸馏水浸没透声膜

B. 治疗完毕先关开关，再去掉口含嘴

C. 水槽内水温超过 60℃时应关机更换冷蒸馏水

D. 每次治疗 30～40 分钟

E. 口含嘴、雾化罐、螺纹管应在消毒液中浸泡 20 分钟

（高丽萍）

任务二 皮内注射

皮内注射是将少量药液或生物制品注入表皮和真皮之间的方法。皮内注射适用于做各种药物过敏试验，预防接种，局部麻醉的先驱步骤。

情境导入

患者，男，60岁，肺癌晚期。左肺上叶切除术后，多次化疗后肺部感染，咳嗽，咳痰，痰液黏稠。医嘱：青霉素皮试，立即。

工作任务

护士遵医嘱为患者进行青霉素皮试。

工作过程

一、操作流程

简要流程	操作要点
自身准备	1. 素质要求：服装、鞋、帽整洁，语言柔和，举止端庄 2. 两人查对：查对执行单及医嘱，签名
评估	1. 患者病情：意识状态、心理状态、对皮内注射的认知合作程度 2. 治疗情况：用药情况（用药史、过敏史、家族史） 3. 局部：皮肤有无肿胀、炎症、瘢痕
操作准备	1. 环境准备：环境清洁、安静，清洁盘、台、车 2. 护士准备：洗手，戴口罩 3. 用物准备：注射盘、1ml注射器、药液、注射卡、0.1%盐酸肾上腺素、2ml注射器、生理盐水、无菌巾、治疗盘、手消毒剂（图5-2-1） 4. 药物准备 （1）查对瓶签：药名、剂量、浓度、有效期 （2）检查质量：瓶口有无松动，安瓿有无破损，药液有无变质 （3）铺无菌盘 （4）配置皮试液：生理盐水或青霉素皮试液，查对药液，检查注射器、针头，抽吸药液，置于无菌盘内

续表

简要流程	操作要点
操作过程	1. 查对解释：携用物至患者床旁，查对患者床号、姓名，向患者解释操作目的、过程及配合方法，确定患者无青霉素过敏史（图5-2-2） 2. 环境准备：环境清洁安静，光线适宜 3. 患者准备：据病情采取舒适卧位，暴露前臂掌侧中下内侧 4. 消毒皮肤：75%乙醇常规消毒注射部位、待干 5. 再次查对：再次查对、排气 6. 穿刺注射：左手绷紧皮肤，右手持注射器，针头斜面向上与皮肤呈5°角刺入皮内。待针尖斜面完全进入皮内，放平注射器，左手拇指固定针栓，轻推注药液，注入0.1ml，使局部隆起呈半球状皮丘（图5-2-3） 7. 拔针：注射完毕，快速拔针，勿按压针眼 8. 查对指导：再次查对，嘱患者勿按揉局部，20分钟后观察局部，做出判断，皮试期间不做剧烈运动，勿离开病室
操作后	1. 整理：协助患者取舒适卧位，整理床单位 2. 清理用物：针头放入锐器收纳盒（图5-2-4），针筒及医疗垃圾弃于医疗垃圾桶，其他置入生活垃圾桶内（或按医院规定处理） 3. 洗手记录：洗手，脱口罩，记录时间 4. 结果判断：20分钟后判断皮试结果，做好记录，告知患者

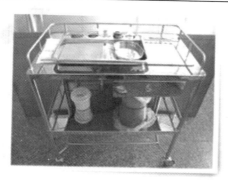

图5-2-1　皮内注射用物

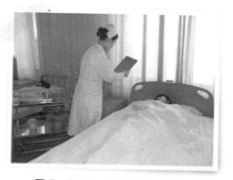

图5-2-2　向患者核对解释

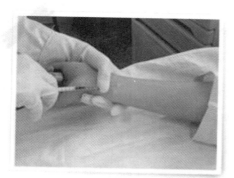

图5-2-3　半球状皮丘

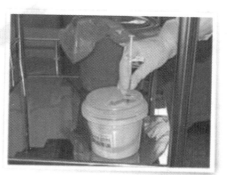

图5-2-4　针头放入锐器盒

二、注意事项

1. 严格执行查对制度和无菌操作制度。

2. 药物过敏试验前再次查对有无药物过敏史、用药史、家族史，如对所用药物过敏，严禁做药物过敏试验，及时和医生联系，更换药物。

3. 药物过敏试验者用75%乙醇消毒部位，禁忌用碘酊消毒。

4. 进针角度不可过大，注入药量要准确，拔针时切勿按压。

5. 做药物过敏试验前，需备好急救药品，以防发生意外。

三、健康宣教要点

1. 向患者解释皮下注射的目的及注意事项，皮试观察期间出现胸闷气急等不适反应，应立即告知护士。

2. 嘱患者勿按揉注射部位，以免影响对结果的判断。

3. 药物过敏试验结果为阳性者在今后就诊时应主动说明过敏史，禁止使用各种青霉素制剂。

四、操作评价标准

项目		分值	考核评价要点	评价等级				得分	存在问题
				A	B	C	D		
自身准备		8	1. 服装、鞋、帽整洁	3	2	1	0		
			2. 语言柔和，举止端庄	2	1	0.5	0		
			3. 查对执行单及医嘱，药液配置量准确	3	2	1	0		
评估		8	1. 查对患者、解释准确	4	3	2	1		
			2. 患者病情、用药情况、局部皮肤情况明确	4	3	2	1		
操作准备	环境	2	1. 环境整洁、安静、光线适宜	1	0.5	0	0		
			2. 盘、台、车清洁准确	1	0.5	0	0		
	护士	2	洗手、戴口罩正确	2	1	0.5	0		
	用物	3	用物准备齐全，合理	3	2	1	0		
	药物	5	1. 铺无菌盘无污染	1	0.5	0	0		
			2. 药液抽吸方法正确	2	2	1	0		
			3. 不余、不漏、不污染	1	0.5	0	0		
			4. 排气正确	1	0.5	0	0		

续表

项目		分值	考核评价要点	评价等级				得分	存在问题
				A	B	C	D		
操作过程	查对解释	2	再次查对，目的方法解释准确，询问过敏史	2	1	0.5	0		
	环境	2	安静、整洁，光线适宜	2	1	0.5	0		
	患者准备	2	患者卧位舒适，注射部位正确	2	1	0.5	0		
	消毒皮肤	6	75%乙醇消毒注射部位	6	5	3	1		
	查对排气	6	再次查对，排气方法正确	6	5	3	1		
	穿刺注射	29	1. 绷紧皮肤，进针手法、角度、深度合适	14	11	8	5		
			2. 固定针头方法正确	7	5	3	1		
			3. 皮丘形成	8	6	4	2		
	拔针	2	拔针手法正确	2	1	0.5	0		
	查对指导	5	查对无误，指导全面准确	5	4	3	1		
操作后		8	1. 患者卧位舒适，床单位整洁	2	1	0.5	0		
			2. 用物处理得当	2	1	0.5	0		
			3. 洗手，脱口罩方法正确	1	0.5	0	0		
			4. 记录方法正确，及时观察反应（口述）	1	0.5	0	0		
			5. 结果判断准确（口述）	2	1	0.5	0		
评价		10	操作熟练，应变能力强，动作规范、轻巧、稳重、准确、安全、无污染；关爱患者，治疗性沟通有效；患者无不适	7	5	3	1		
			操作时间<15分钟	3	2	1	0		
总分		100							

注：评分等级为A级表示操作熟练、规范，无缺项，与患者沟通自然，语言通俗易懂；B级表示操作欠熟练、规范，有1~2处缺项，与患者沟通欠自然；C级表示操作欠熟练、规范，有2~3处缺项，与患者沟通较少；D级表示操作不熟练，有3~4处缺项，与患者无沟通

临床护理进展

皮内注射进针方法改良：皮内注射时针尖斜面向上，与进针处皮肤呈45°角，将针尖斜面进入一半后，再将针尖与进针处皮肤平行，最后剩余斜面完全进入皮内。此种改良操作成功率高，患者疼痛减轻。

能力测评

A1 型题

1. 下列哪项不是皮内注射的部位
   - A. 股外侧肌下缘
   - B. 三角肌下缘
   - C. 局部麻醉处
   - D. 预防接种处
   - E. 前臂掌侧下

2. 下列不需要做青霉素皮试的是
   - A. 初次用药者
   - B. 停药三天以上
   - C. 青霉素试剂更换批号
   - D. 有青霉素过敏史者
   - E. 有食物、花粉过敏史者

3. 皮内注射时，护士操作不正确的是
   - A. 针尖斜面与皮肤呈 5°角
   - B. 进针后抽回血
   - C. 药物过敏试验可选前臂掌侧
   - D. 预防接种在三角肌下缘
   - E. 皮内注射前询问患者"三史"

A2 型题

4. 患者，女，50 岁。诊断为皮肤疖肿，据医嘱进行青霉素皮试，注射后应向患者告知的内容是
   - A. 注射的原因、药物副作用、注射后注意事项
   - B. 指导患者用手按压注射部位
   - C. 注射后不可离开病房或注射室
   - D. 如有不适请立即休息
   - E. 试验结果不清楚可连续重做

A3 型题

（5~7 题共用题干）

患者，男，30 岁。诊断为肺结核，据医嘱注射链霉素。

5. 注射前需做药物过敏试验，下列哪项是错误的
   - A. 选 1ml 注射器
   - B. 皮试前需询问药物的过敏史
   - C. 注射部位忌用碘酊消毒
   - D. 针尖斜面与皮肤呈 5°角
   - E. 拔针后轻压针眼处

6. 患者药物过敏试验注射药量为
   - A. 0.1ml 含 250U
   - B. 0.1ml 含 20~50U
   - C. 0.1ml 含 2500U
   - D. 0.1ml 含 200~500U
   - E. 0.1ml 含 15U

7. 下列可保证注射剂量的方法为
   - A. 抽药前摇晃药瓶，使空气朝上
   - B. 抽药前反复抽动活塞，避免药液粘在注射器壁产生泡沫

C. 排气时气泡不可排尽

D. 用 6 号针头排气

E. 针尖在液面下，缓慢匀速抽药

（高丽萍）

任务三　皮下注射

皮下注射是将少量药液或生物制品注入皮下组织的方法。适用于：①不宜经口服给药且需较迅速发挥药效的药物；②预防接种；③局部麻醉给药。

情境导入

患者，女，40岁，乙肝五项检查全为阴性。医嘱：接种乙肝疫苗。

工作任务

护士遵医嘱为该患者注射乙肝疫苗，以期产生表面抗体。

工作过程

一、操作流程

简要流程	操作要点
自身准备	1. 素质要求：服装、鞋、帽整洁，语言柔和，举止端庄 2. 两人查对：查对执行单及医嘱，签名
评估	1. 患者病情：意识状态、心理状态、对皮下注射的认知合作程度 2. 治疗情况：用药情况（用药史、过敏史、家族史） 3. 局部：皮肤有无肿胀、炎症、瘢痕
操作准备	1. 环境准备：环境清洁、安静、温度适宜，光线充足 2. 护士准备：洗手，戴口罩 3. 用物准备（图5-3-1）：注射盘、1~2ml注射器、注射卡、无菌巾、治疗盘、手消毒剂 4. 药物准备 （1）查对瓶签：药名、剂量、浓度、有效期 （2）检查质量：瓶口有无松动，安瓿有无破损，药液有无变质 （3）铺无菌盘 （4）抽吸药物：查对无误后吸取药液，排气，放无菌盘内备用

续表

简要流程	操作要点
操作过程	1. 查对解释：携用物至患者床旁，查对床号、姓名，向患者解释操作目的、过程及配合方法 2. 环境准备：环境清洁安静，光线适宜 3. 患者准备：据病情采取舒适卧位，暴露注射部位（预防接种在上臂三角肌下缘） 4. 皮肤消毒：常规消毒皮肤，待干 5. 查对排气：再次查对，排尽空气 6. 穿刺进针：左手绷紧局部皮肤，右手持注射器，食指固定针栓，针头斜面向上，与皮肤呈30°~40°角，快速将针梗的1/2~2/3刺入皮下（图5-3-2）。松开左手，抽动活塞，回抽无回血，缓慢推药 7. 拔针按压：注射毕，用干棉签轻压穿刺点，快速拔针，按压片刻至不出血为止 8. 再次查对，观察询问患者感觉，交代注意事项
操作后	1. 整理：协助患者取舒适卧位，整理床单位 2. 清理用物：针头放入锐器收纳盒，针筒及医疗垃圾弃于医疗垃圾桶，其他置入生活垃圾桶内（或按医院规定处理） 3. 洗手记录：洗手，脱口罩，记录注射时间、药名、剂量、浓度、患者反应

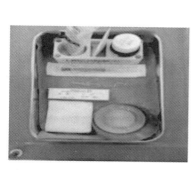

图5-3-1 注射用物

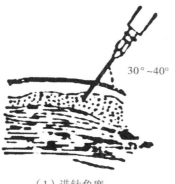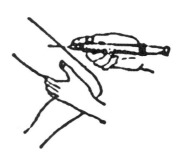

30°~40°

（1）进针角度　　　　　　（2）绷紧皮肤注射

图5-3-2 进针手法

二、注意事项

1. 严格执行查对制度及无菌操作原则。

2. 常选用上臂三角肌下缘，也可选用两侧腹壁、后背、大腿前侧和外侧；局麻及封闭疗法在麻醉及治疗的局部。

3. 刺激性较强的药物不宜做皮下注射，长期注射者应有计划地更换注射部位，药液不足1ml时选1ml注射器。

4. 过瘦者可捏起局部组织，适当减少进针角度，进针角度不宜超过45°，以免刺入肌层。

三、健康宣教要点

1. 解释目的及注意事项：向患者解释皮下注射的目的、作用、注射过程及可能引起的不适，配合要点。

2. 长期注射者应让患者明确建立轮流交替注射部位的计划，经常更换注射部位，以利于药物吸收。

四、操作评价标准

项目		分值	考核评价要点	评价等级				得分	存在问题
				A	B	C	D		
自身准备		8	1. 服装、鞋、帽整洁	2	1	0.5	0		
			2. 语言柔和，举止端庄	2	1	0.5	0		
			3. 查对执行单及医嘱，药物准确	4	3	2	1		
评估		8	1. 查对患者、解释准确	4	3	2	0		
			2. 患者病情、意识状况、注射部位情况明确	4	3	2	1		
操作准备	环境	2	1. 环境整洁、安静，光线适宜	1	0.5	0	0		
			2. 盘、台、车清洁准确	1	0.5	0	0		
	护士	2	洗手、戴口罩正确	2	1	0.5	0		
	用物	3	用物准备齐全，准确	2	1	0.5	0		
	药物	5	1. 铺无菌盘无污染	1	0.5	0	0		
			2. 药液抽吸方法正确	2	1	0.5	0		
			3. 不余、不漏、不污染	1	0.5	0	0		
			4. 排气正确	1	0.5	0	0		
操作过程	查对解释	2	再次查对，目的方法解释准确	2	1	0.5	0		
	环境	2	安静、整洁，光线适宜	2	1	0.5	0		
	患者准备	2	患者卧位舒适，定位准确	2	1	0.5	0		
	消毒皮肤	6	常规消毒正确	6	5	3	1		
	查对排气	6	再次查对，排气方法正确	6	5	3	1		
	穿刺注射	29	1. 绷紧皮肤，进针手法、角度、深度合适	14	11	8	5		
			2. 固定针头，抽回血正确	7	5	3	1		
			3. 推药速度合适	8	6	4	2		
	拔针按压	2	拔针手法正确，按压正确	2	1	0.5	0		
	再次查对	5	查对无误，交代全面	5	4	3	1		

项目	分值	考核评价要点	评价等级				得分	存在问题
			A	B	C	D		
操作后	8	1. 患者体位舒适，床单位整洁	2	1	0.5	0		
		2. 用物处理得当	2	1	0.5	0		
		3. 洗手方法正确	2	1	0.5	0		
		4. 记录正确	2	1	0.5	0		
评价	10	操作熟练，应变能力强，动作规范、轻巧、稳重、准确、安全、无污染；关爱患者，治疗性沟通有效；患者无不适	7	5	3	1		
		操作时间＜10分钟	3	2	1	0		
总分	100							

注：评分等级为 A 级表示操作熟练、规范，无缺项，与患者沟通自然，语言通俗易懂；B 级表示操作欠熟练、规范，有 1～2 处缺项，与患者沟通欠自然；C 级表示操作欠熟练、规范，有 2～3 处缺项，与患者沟通较少；D 级表示操作不熟练，有 3～4 处缺项，与患者无沟通

临床护理进展

低分子肝素钙用于心肌梗死、不稳定型心绞痛的临床治疗，通常选择腹壁皮下注射，由于方法不正确，易引起皮下出血和血肿。低分子肝素钙皮下注射方法有以下新进展。

1. 注射部位：为脐部 U 状区域，轮换注射部位，在脐上、下、左、右 5cm 范围内，将腹部分为 4 个象限，轮换进行注射，可使药液充分吸收。

2. 排气方法：排气不当，药液从针头处溢出，注射时带入针眼，则针眼处血管渗血，导致局部皮肤瘀斑。采用注射器内少量空气法，即用 1ml 注射器和针头吸尽安瓿内药液，再吸入 0.07ml 空气，注射前针头向下，把空气弹至药液上方，药液推完后，少量气泡进入针头腔内，起封堵药液、避免外流引起局部瘀斑的作用。

3. 注射方法：垂直注射回抽法，即注射者用左手拇指、食指以 5～6cm 提起腹壁皮肤形成皱褶，右手以握笔式持针，固定针头垂直进针约 1cm，根据患者决定注射深度。

4. 按压方法：注射完毕，拔出针头后，立即用棉签按压，应采用竖向按压方式，受力面积小，压力大，减少出血。按压时间为 3 分钟。

🖋 能力测评

A1 型题

1. 皮下注射，不正确的一项是

    A. 严格遵守无菌操作   B. 发现药液过期、变质不可使用

    C. 选择合适的注射部位   D. 注射前，注射器内空气要排尽

    E. 注射时做到进针、推药要快，拔针要慢

2. 皮下注射部位定位，不正确的一项是

    A. 上臂三角肌下缘   B. 上臂外侧（中 1/3）

    C. 腹部、后背   D. 大腿前外侧

    E. 前臂掌侧下段

3. 皮下注射的目的，不正确的一项是

    A. 药物过敏试验   B. 不宜口服，但药效快一些

    C. 预防接种   D. 局部给药，如局麻

    E. 肾上腺素注射

A2 型题

4. 患者患 2 型糖尿病，需长期注射胰岛素，出院时护士对其进行健康指导，不恰当的是

    A. 不可在皮肤发炎、有瘢痕、硬结处注射   B. 应在上臂三角肌下缘处注射

    C. 行皮下注射，进针角度 30°～40°   D. 注射区皮肤要消毒

    E. 进针后有回血方可注射

A3 型题

(5～6 题共用题干)

    患者，男，57 岁。因青霉素药敏试验过敏，立即进行抢救。

5. 为患者首先注射 0.1% 盐酸肾上腺素，护士应采用的注射方法为

    A. 静脉注射   B. 皮内注射

    C. 皮下注射   D. 心内注射

    E. 肌内注射

6. 该患者极度消瘦，护士注射时应

    A. 左手拇指、食指绷紧皮肤

    B. 捏起局部组织，进针角度适当放小

    C. 可选择肌肉丰厚处，如肩峰下 2～3 指处

    D. 进针角度可超过 45°

    E. 进针深度为针梗 1/3

（高丽萍）

任务四　肌内注射

　　肌内注射是将一定量的药液注入肌肉组织的方法。肌内注射用于：①不宜或不能口服、静脉注射，要求比皮下注射更迅速发挥疗效时；②注射药物剂量较大或刺激性较强的药物。

情境导入

　　患者，女，72岁，因肺炎收入院。入院时体温39.3℃，脉搏120次/分，呼吸27次/分。青霉素皮试结果阴性。医嘱：青霉素80万U，肌内注射，每日2次。

工作任务

　　护士遵医嘱为该患者肌内注射青霉素。

工作过程

一、操作流程

简要流程	操作要点
自身准备	1. 素质要求：服装、鞋、帽整洁，语言柔和，举止端庄 2. 两人查对：查对执行单及医嘱，签名
评估	1. 患者病情：意识状况、心理状态、对肌内注射的认知合作程度 2. 治疗情况：用药情况（用药史、过敏史、家族史） 3. 局部：局部皮肤有无肿胀、炎症、瘢痕
操作准备	1. 环境准备：环境清洁、安静、温度适宜，光线充足 2. 护士准备：洗手，戴口罩 3. 用物准备：注射盘、2~5ml注射器、注射卡、无菌巾、治疗盘、手消毒剂 4. 药物准备 （1）查对瓶签：药名、剂量、浓度、有效期 （2）检查质量：瓶口有无松动，安瓿有无破损，药液有无变质 （3）铺无菌盘 （4）抽吸药物：查对无误后吸取药液，排气，放无菌盘内备用

简要流程	操作要点
操作过程	1. 查对解释：携用物至患者床旁，查对床号、姓名，向患者解释用药目的、过程及可能会出现的不适 2. 环境准备：环境清洁安静，遮挡围帘 3. 患者准备：据病情采取舒适卧位，定位臀大肌（图5-4-1） 4. 皮肤消毒：常规消毒皮肤，待干 5. 查对排气：再次查对，排尽空气 6. 穿刺进针：左手拇指绷紧局部皮肤，右手握笔式持注射器，中指固定针栓，与皮肤呈90°角，快速刺入针梗的1/2或2/3。松开左手，抽动活塞，回抽无回血，缓慢推药 7. 拔针按压：注射毕，用干棉签轻压穿刺点，快速拔针，按压片刻至不出血为止 8. 再次查对：再次查对，观察询问患者感觉，交代注意事项
操作后	1. 整理：协助患者取舒适卧位，整理床单位 2. 清理用物：针头放入锐器收纳盒，针筒及医疗垃圾弃于医疗垃圾筒，其他置入生活垃圾筒内（或按医院规定处理） 3. 洗手记录：洗手，脱口罩，记录注射时间、药名、剂量、浓度、患者反应

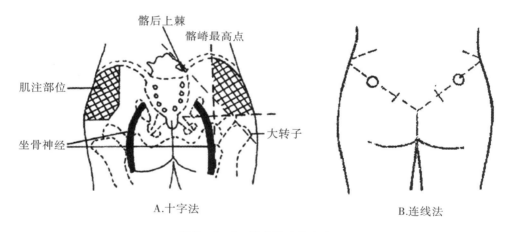

A.十字法　　　　　　　　　　　　　　B.连线法

图 5-4-1　臀大肌定位方法

二、注意事项

1. 严格遵循查对制度、无菌技术、标准预防原则。

2. 2岁以下婴幼儿不宜进行臀大肌注射。因婴幼儿臀大肌未发育完善，注射时有损伤坐骨神经的危险，宜选择臀中肌和臀小肌注射。

3. 进针时勿将针梗全部刺入，防止针梗从根部折断。

4. 长期注射者应交替更换注射部位，并选用细长针头，以避免或减少硬结的产生。如长期多次注射出现硬结者，可做局部热敷、理疗等方法处理。

5. 两种或两种以上药物同时注射时，注意配伍禁忌。

三、健康宣教要点

1. 臀部肌肉注射时，为使患者肌肉放松，减轻疼痛与不适，可取侧卧位、俯卧位、仰卧位或坐位，侧卧位时上腿伸直，下腿稍弯曲；俯卧位时足尖相对，足跟分开，头偏向一侧。

2. 如长期多次注射出现局部硬结，教给患者局部热敷的方法。

四、操作评价标准

项目		分值	考核评价要点	评价等级				得分	存在问题
				A	B	C	D		
自身准备		8	1. 服装、鞋、帽整洁	2	1	0.5	0		
			2. 语言柔和，举止端庄	2	1	0.5	0		
			3. 查对执行单及医嘱，药物准确	4	3	2	1		
评估		8	1. 查对患者，解释准确	4	3	2	1		
			2. 患者病情、意识状况、注射部位情况明确	4	3	2	1		
操作准备	环境	2	1. 环境整洁、安静，光线适宜	1	0.5	0	0		
			2. 盘、台、车清洁准确	1	0.5	0	0		
	护士	2	洗手、戴口罩正确	2	1	0.5	0		
	用物	3	用物准备齐全，准确	3	2	1	0		
	药物	5	1. 铺无菌盘无污染	1	0.5	0	0		
			2. 药液抽吸方法正确	2	1	0.5	0		
			3. 不余、不漏、不污染	1	0.5	0	0		
			4. 排气正确	1	0.5	0	0		
操作过程	查对解释	2	再次查对，目的方法解释准确	2	1	0.5	0		
	环境	2	安静、整洁，光线适宜	2	1	0.5	0		
	患者准备	2	患者卧位舒适，定位准确	2	1	0.5	0		
	消毒皮肤	6	常规消毒正确	6	5	3	1		
	查对排气	6	再次查对，排气方法正确	6	5	3	1		
	穿刺注射	29	1. 绷紧皮肤，进针手法、角度、深度合适	14	11	8	5		
			2. 固定针头，抽回血正确	7	5	3	1		
			3. 推药速度合适	8	6	4	2		
	拔针按压	2	拔针手法正确，按压正确	2	1	0.5	0		
	再次查对	5	查对无误，交代全面	5	4	3	1		

项目	分值	考核评价要点	评价等级				得分	存在问题
			A	B	C	D		
操作后	8	1. 患者体位舒适，床单位整洁	2	1	0.5	0		
		2. 用物处理得当	2	1	0.5	0		
		3. 洗手方法正确	2	1	0.5	0		
		4. 记录正确	2	1	0.5	0		
评价	10	操作熟练，应变能力强，动作规范、轻巧、稳重、准确、安全、无污染；关爱患者，治疗性沟通有效；患者无不适	7	5	3	1		
		操作时间 <10 分钟	3	2	1	0		
总分	100							

注：评分等级为 A 级表示操作熟练、规范，无缺项，与患者沟通自然，语言通俗易懂；B 级表示操作欠熟练、规范，有 1～2 处缺项，与患者沟通欠自然；C 级表示操作欠熟练、规范，有 2～3 处缺项，与患者沟通较少；D 级表示操作不熟练，有 3～4 处缺项，与患者无沟通

临床护理进展

Z - track 肌内注射法：注射前以左手食、中、无名指使待注射部位皮肤及皮下组织朝同一方向侧移（皮肤侧移 1～2cm）绷紧固定局部皮肤，维持到拔针后，迅速松开左手，此时侧移的皮肤和皮下组织位置复原，原垂直的针刺通道随即变成 Z 型，故称 Z - track 肌内注射。

能力测评

A1 型题

1. 无痛注射法错误的是

A. 与患者交谈，分散其注意力
B. 取合适体位，使肌肉放松
C. 进针快，拔针快，推药慢
D. 先注射刺激性强的药物
E. 注射刺激性强的药物选用细长针头

2. 肌内注射部位定位，下列哪项是错误的

A. 三角肌注射：上臂三角肌下缘

B. 臀大肌注射：髂嵴和尾骨连线外 1/3 处

C. 臀中肌、臀小肌注射：髂前上棘外侧三横指处

D. 股外侧肌注射：膝关节上、髋关节下 10cm，宽约 10cm

E. 腹部

3. 肌内注射时，不正确的操作是

    A. 注射前洗手、戴口罩

    B. 选择合适的注射部位，避开血管、神经

    C. 药物现抽现用

    D. 进针后先抽回血

    E. 消毒部位皮肤直径小于 5cm

A2 型题

4. 患者，女，60 岁，体温 39℃。遵医嘱肌内注射柴胡注射液，护士为患者采取侧卧位的正确姿势是

    A. 上腿伸直，下腿稍弯曲　　　　　B. 下腿伸直，上腿稍弯曲

    C. 两腿均伸直　　　　　　　　　　D. 两腿均弯曲

    E. 头向胸前弯曲，双膝向腹部弯曲

A3 型题

（5~6 题共用题干）

    患儿，1 岁，因肺炎入院，体温 40.2℃，心率 112 次/分，呼吸 24 次/分。医嘱：柴胡注射液 15ml，肌内注射。

5. 患儿采用以下何部位注射为宜

    A. 三角肌下缘　　　　　　　　　　B. 三角肌

    C. 臀大肌　　　　　　　　　　　　D. 臀中肌

    E. 股外侧肌

6. 患儿肌内注射时，正确的定位法是

    A. 上臂三角肌下缘

    B. 上臂内侧，肩峰下 2~3 横指

    C. 髂前上棘外侧三横指处（以患儿手指为标准）

    D. 髂前上棘与尾骨连线的外上 1/3 处

    E. 大腿外侧中段

（高丽萍）

任务五 静脉注射

静脉注射是将一定量无菌药液自静脉注入体内的方法。药液直接进入血液循环，是发挥药效最快的给药方法。静脉注射用于：①当药物不适于口服、皮下、肌内注射，需迅速发挥药效时；②静脉输液、输血或静脉高营养治疗；③协助诊断，注入造影剂做诊断性检查，如对肝、肾、胆囊造影检查；④采集静脉血标本。

情境导入

宋先生，74岁，退休，患支气管哮喘15年，季节交替及气候变换时可诱发。近日由于深秋季节气候变化较大，诱发哮喘发作入院。经给氧、平喘、湿化气道等治疗，病情较平稳，昨夜患者受凉突然出现呼吸困难并伴有喘鸣音、胸闷、咳嗽、端坐呼吸、口唇发绀、精神紧张。

医嘱：10%葡萄糖溶液40ml+氨茶碱0.25g，静脉注射，立即。

工作任务

护士遵医嘱为患者进行静脉注射，改善缺氧症状并减轻患者的窘迫感。

工作过程

一、操作流程

简要流程	操作要点
自身准备	1. 素质要求：服装、鞋、帽整洁，语言柔和，举止端庄 2. 两人核对：核对执行单及医嘱，签名
评估	1. 患者病情：意识状态、自理能力、心理状态以及对药物疗法的认知合作程度 2. 治疗情况：用药史、过敏史和家族史 3. 局部皮肤：穿刺部位皮肤有无硬结、瘢痕，静脉充盈度及管壁弹性
操作准备	1. 环境准备：环境清洁，清洁盘、台、车，光线充足 2. 护士准备：洗手，戴口罩 3. 用物准备 ·治疗车上层：注射盘、注射器、6~9号针头或头皮针、药液、止血带、小垫枕、治疗巾、注射卡、无菌巾、治疗盘、手消毒液，必要时备胶布

续表

简要流程	操作要点
	·治疗车下层：生活垃圾桶、医用垃圾桶、锐器回收盒 4. 药物准备 （1）查对瓶签：药名、剂量、浓度、有效期 （2）检查质量：瓶口有无松动，安瓿有无破损，药液有无变质 （3）铺无菌盘 （4）抽吸药液：查对药液，检查注射器、针头，抽吸药液，置于无菌盘内
操作过程	1. 核对解释：携用物至患者床旁，核对床号、姓名，向患者及家属解释操作目的、过程及配合方法 2. 环境准备：环境清洁安静，光线适宜 3. 患者准备：协助患者取舒适卧位，选择粗、直、弹性好、相对较固定的静脉，避开关节及静脉瓣 4. 消毒皮肤：在穿刺点上方6cm处扎止血带，嘱患者握拳，常规消毒局部皮肤（图5－5－1） 5. 查对排气：再次查对，排气 6. 静脉穿刺：左手绷紧静脉下端皮肤，右手持注射器，食指固定针栓，或拇指、食指、中指固定头皮针针柄，针尖斜面向上与皮肤呈15°～30°角，自静脉的上方或侧方刺入皮下（图5－5－2），再沿静脉的走向潜行刺入静脉，见回血后进针少许 7. 推注药液：松开止血带，嘱患者松拳，食指固定针栓，缓慢推注药液（图5－5－3），观察局部皮肤和患者的反应 8. 拔针按压：注药完毕，用干棉签轻压穿刺点上方，快速拔针，按压片刻或嘱患者屈肘，防止引起出血或皮下血肿 9. 再次查对，观察询问患者感觉情况，交代注意事项
操作后	1. 整理：协助患者取舒适卧位，整理床单位 2. 清理用物：用物分类处理，注射器按要求损毁或消毒后集中处理 3. 洗手记录：洗手，脱口罩，记录注射时间及患者用药后反应

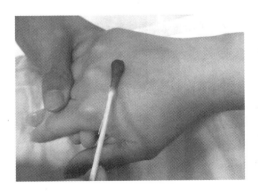

图5－5－1　皮肤消毒

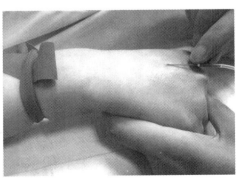

图5－5－2　穿刺手法

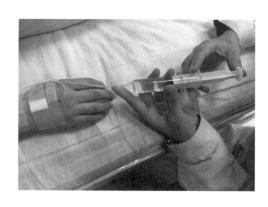

图 5 - 5 - 3　推注药液

二、注意事项

1. 一般患者静脉穿刺要点如下。

（1）严格执行查对制度、无菌操作原则和消毒隔离原则。

（2）根据患者的病情、年龄和药物性质，掌握推注药物的速度，并注意倾听患者的主诉，观察局部情况及病情变化。

（3）需长期做静脉注射的患者要有计划地使用和保护静脉，应由小到大，由远心端向近心端选择静脉。

（4）注射对组织有强烈刺激的药物，可先用生理盐水注射，确认针头在静脉内后再更换吸有药物的注射器进行注射，防止药物溢出血管，造成组织坏死。

2. 特殊患者静脉穿刺要点如下。

（1）肥胖患者皮下脂肪较厚，静脉较深，难以辨认，但相对固定。注射前先摸清血管走向，然后由静脉上方进针，进针角度稍加大（30°～40°）。

（2）水肿患者皮下组织积液，静脉难以辨识。注射前可沿静脉解剖位置，用手按揉局部，以暂时驱散皮下水分，使静脉充分显露后再行穿刺。

（3）脱水患者血管充盈不良，穿刺困难。注射前可在局部从远心端向近心端方向反复推揉、按摩，或局部热敷，待静脉充盈后再穿刺。

（4）老年患者皮下脂肪较少，血管易滑动且脆性大，针头难以刺入静脉或易穿破血管对侧。注射时，可用手指分别固定穿刺段静脉上下两端，在静脉的上方进针，角度稍减小，同时注意穿刺不可过猛，以防血管破裂。

3. 静脉穿刺失败常见的原因如下。

（1）针头未刺入血管内：刺入过浅，或因静脉滑动，针头未刺入血管，表现为抽吸无回血，推注药液局部隆起、疼痛。

（2）针头未完全进入血管内：针头斜面部分在血管内，部分尚在皮下，表现为可抽吸到回血，但推注药液可有局部隆起、疼痛。

（3）针头刺破对侧血管壁：针头斜面一半在血管内，一半在血管外，表现为抽吸有回血，推注少量药液时局部可无隆起，但患者有痛感。

（4）针头穿透对侧血管壁：针头刺入较深，穿透下面的血管壁，表现为抽吸无回血。

三、健康宣教要点

1. 告知患者静脉注射的目的及药物作用的相关知识，嘱咐其积极配合，建立有效的护患沟通。

2. 操作过程注意观察注射部位有无渗出、肿胀，一经发现，及时拔针重新穿刺。

四、操作评价标准

项目		分值	考核评价要点	评价等级				得分	存在问题
				A	B	C	D		
自身准备		8	1. 服装、鞋、帽整洁	2	1	0.5	0		
			2. 语言柔和，举止端庄	2	1	0.5	0		
			3. 核对执行单、医嘱、药物准确	4	3	2	1		
评估		8	1. 核对、解释准确	4	3	2	1		
			2. 询问患者用药史、过敏史，了解患者身心状况、局部皮肤、血管情况	4	3	2	1		
操作准备	环境	2	1. 环境整洁、安静，光线适宜	1	0.5	0	0		
			2. 盘、台、车清洁准确	1	0.5	0	0		
	护士	2	洗手、戴口罩正确	2	1	0.5	0		
	用物	3	物品齐全准确	3	2	1	0		
	药物	5	1. 铺无菌盘无污染	1	0.5	0	0		
			2. 药液抽吸方法正确	2	1	0.5	0		
			3. 不余、不漏、不污染	1	0.5	0	0		
			4. 排气正确	1	0.5	0	0		
操作过程	核对解释	2	再次核对，目的方法解释准确	2	1	0.5	0		
	环境	2	安静、整洁，光线适宜	2	1	0.5	0		
	患者准备	2	协助患者取舒适体位，暴露注射部位	2	1	0.5	0		
	定位消毒	6	1. 扎止血带正确	3	2	1	0		
			2. 消毒皮肤方法正确，范围大于5cm	3	2	1	0		
	查对排气	6	再次核对，排气正确	6	5	3	1		

续表

项目		分值	考核评价要点	评价等级				得分	存在问题
				A	B	C	D		
操作过程	静脉穿刺	20	1. 绷紧皮肤正确	3	2	1	0		
			2. 进针手法、角度正确	4	3	2	1		
			3. 进针深度合适	4	3	2	1		
			4. 固定针头正确	5	4	3	1		
			5. 观察局部皮肤和患者的反应	4	3	2	1		
	推注药液	9	1. 推药速度合适	5	4	3	1		
			2. 观察局部皮肤和患者的反应	4	3	2	1		
	拔针按压	2	拔针手法正确，按压正确	2	1	0.5	0		
	再次查对	5	查对无误，交代全面	5	4	3	1		
操作后		8	1. 患者体位舒适，床单位整洁	2	1	0.5	0		
			2. 用物分类处理得当	3	2	1	0		
			3. 洗手、记录方法正确	3	2	1	0		
评价		10	操作熟练，应变能力强，动作规范、轻巧、稳重、准确、安全、无污染；关爱患者，治疗性沟通有效；患者无不适	7	5	3	1		
			操作时间 <10 分钟	3	2	1	0		
总分		100							

注：评分等级为 A 级表示操作熟练、规范，无缺项，与患者沟通自然，语言通俗易懂；B 级表示操作欠熟练、规范，有 1～2 处缺项，与患者沟通欠自然；C 级表示操作欠熟练、规范，有 2～3 处缺项，与患者沟通较少；D 级表示操作不熟练，有 3～4 处缺项，与患者无沟通

临床护理进展

提高静脉穿刺成功率的技巧如下。

1. 以往静脉注射穿刺采取嘱患者握拳的方法经证实并不科学，且患者疼痛感更明显，穿刺时患者手自然放置，操作者左手抓握患者手掌下段，使患者手呈背隆掌空的弧形，充分暴露血管。对于血管不充盈的患者可以嘱其反复握拳、松拳，促进血液向心回流。手臂自然下垂扎止血带法比手自然伸平扎止血带法易于穿刺成功。

2. 老年患者因为血管脆性大，过早过紧扎止血带，静脉过于充盈，进针时易刺破血管。对于血管不充盈的患者可通过适当延长扎止血带的时间及反复扎、松止血带的方法使血管充盈，扎止血带 40～120 秒为最佳时间。

能力测评

A1 型题

1. 关于静脉注射，以下哪项描述是错误的
   - A. 长期给药，应由近心端到远心端选择血管
   - B. 根据病情，掌握注药速度
   - C. 防止刺激性强的药液溢出血管外
   - D. 不可在静脉瓣处进针
   - E. 不可在一个部位反复穿刺

2. 注射部位定位，下列哪项是错误的
   - A. 皮下注射：上臂三角肌下缘
   - B. 臀大肌注射：髂嵴和尾骨连线外 1/3 处
   - C. 臀中肌、臀小肌注射：髂前上棘外侧三横指处
   - D. 股静脉注射：髂前上棘和耻骨结节连线中点内侧 0.5cm
   - E. 药物敏感试验：前臂掌侧下段

3. 股静脉的穿刺部位在
   - A. 股动脉内侧
   - B. 股动脉外侧
   - C. 股神经内侧
   - D. 股神经外侧
   - E. 股神经和股动脉之间

A2 型题

4. 患者张某，因哮喘发作来医院，遵医嘱给予药物静脉注射，护士操作哪项是错误的
   - A. 在穿刺部位的肢体下垫小枕
   - B. 在穿刺部位上方约 6cm 处扎止血带
   - C. 皮肤消毒范围直径在 5cm 以上
   - D. 针头斜面向下
   - E. 针头和皮肤呈 20°角进针

5. 李护士为某患者静脉推注高渗葡萄糖时有阻力，但无肿胀，抽之有回血，用局部热敷无效，应考虑是
   - A. 针头滑出血管外
   - B. 针头部分阻塞
   - C. 针头斜面紧贴血管壁
   - D. 针头斜面一部分穿透了下面血管壁
   - E. 静脉痉挛

A3 型题

(6~7 题共用题干)

陈某，68 岁，脑血栓，医嘱静脉注射 10% 葡萄糖酸钙 10ml，立即。

6. 操作前最重要的准备工作是
   - A. 检查药物的标签是否符合要求
   - B. 选择合适的注射器
   - C. 准备其他物品
   - D. 选择血管
   - E. 认真核对医嘱备药

7. 在静脉注射时，错误的做法是

    A. 认真执行"三查七对"

    B. 选择手背粗、直、有弹性的血管穿刺

    C. 止血带扎在穿刺点上方 6cm 处

    D. 消毒皮肤可选用 0.5% 的碘伏

    E. 见回血后即推注药液

（胡　敏）

任务六 密闭式周围静脉输液

静脉输液是将一定量的无菌溶液直接滴入静脉的治疗方法。可分为周围静脉输液法和中心静脉输液法。密闭式周围静脉输液是将一次性输液器插入原装密封瓶或软包装密封袋进行输液的方法，因污染机会少，故目前临床广泛应用。

情境导入

患者，女，53 岁，因"接触不明金属罐后流泪、咳嗽、流涎、恶心、气促 3 小时"入院。

医嘱：0.9% 氯化钠 250ml + 维生素 C 500mg，静脉滴注，40 滴/分。

工作任务

护士遵医嘱为患者进行静脉输液，以满足治疗需求。

工作过程

一、操作流程

简要流程	操作要点
自身准备	1. 素质要求：服装、鞋、帽整洁，语言柔和，举止端庄 2. 两人核对：核对执行单及医嘱
评估	1. 患者病情：意识状态、自理能力、心理状态以及对药物疗法的认知合作程度 2. 治疗情况：患者用药史和目前用药情况，治疗作用及可能出现的不良反应等 3. 局部：患者穿刺部位皮肤、血管状况及肢体活动度
操作准备	1. 环境准备：环境清洁，清洁盘、台、车，光线充足 2. 护士准备：洗手，戴口罩 3. 用物准备 ·治疗车上层：手消毒液、注射盘（内备皮肤消毒液、无菌棉签、输液器、输液贴或胶布、输液卡及输液瓶贴、输液执行单、小垫枕、治疗巾、弯盘、止血带） ·治疗车下层：生活垃圾桶、医用垃圾桶、锐器回收盒 ·其他：输液架

简要流程	操作要点
	4. 药液 （1）核对瓶签：药名、剂量、浓度、有效期 （2）检查质量：检查瓶盖有无松动，瓶身有无裂痕，对光检查溶液质量 （3）贴瓶贴：根据输液卡填写输液瓶贴，并倒贴在药液瓶标签旁 （4）启瓶加药：打开输液瓶拉环，常规消毒瓶塞，遵医嘱加入所需药物 （5）备输液器：检查输液器是否过期，包装有无破损，打开输液器包装，关闭调节器，取出插头插入瓶塞至根部，输液袋套于液体瓶
操作过程	1. 核对解释：携用物至患者床旁，核对床号、姓名，嘱患者排尿 2. 环境准备：环境清洁安静，光线适宜 3. 初步排气：将输液瓶倒挂在输液架上，展开输液管，将茂菲滴管倒置，抬高滴管下段输液管，打开调节夹，当液体流入滴管的 1/3～1/2 满时，迅速转正滴管，液体缓慢下降，直至排尽导管和针头内的空气，关闭调节器，放置妥当备用（图 5-6-1） 4. 患者准备 （1）患者体位：帮助患者取舒适卧位，垫小垫枕与治疗巾 （2）选择静脉，扎止血带，选择好穿刺部位后松开止血带 （3）消毒皮肤：常规消毒皮肤，待干，准备输液贴或胶布，再扎上止血带 5. 查对排气：查对，再次排气至少量液体排出，检查无气泡 6. 穿刺固定 （1）穿刺：嘱患者握拳，取下护针帽，左手绷紧皮肤，右手持针柄，针尖斜面向上并与皮肤呈 15°～30°角，自静脉上方或侧方刺入皮下，再沿静脉方向潜行刺入，见回血后放平针头再进针少许 （2）三松：一手拇指固定针柄，松开止血带，嘱患者松拳，松调节器 （3）固定：待液体滴入通畅，患者局部无不适后用输液贴或胶布固定针柄、针眼部位，最后将针头附近的输液管环绕后固定（图 5-6-2） 7. 调节滴速：根据患者年龄、病情、药液性质或遵医嘱调节滴速 8. 核对告知：核对患者，告知患者注意事项，呼叫器置于患者易取处
操作后	1. 整理：协助患者取舒适卧位，整理床单位 2. 清理用物：用物分类处理 3. 洗手记录：洗手，脱口罩，在输液卡上记录输液名称、量、滴速、签名后将输液卡挂于输液架上，在瓶贴上签名 4. 观察：及时巡视输液是否通畅、局部反应、全身反应 5. 更换药液：如有两瓶或两瓶以上液体，及时更换

续表

简要流程	操作要点
输液完毕	1. 拔针 （1）揭去敷贴：核对解释，揭去针柄与头皮针管处输液贴，轻压穿刺点上方，关闭调节夹，迅速拔针 （2）按压：嘱患者按压片刻至不出血，告知注意事项 2. 整理记录 （1）整理：协助患者取舒适卧位，询问需要 （2）清理用物：清理治疗用物，分类放置 （3）洗手记录：洗手，脱口罩，记录输液结束时间及患者反应

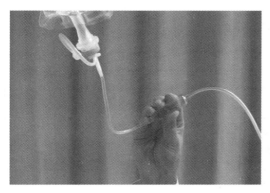

图 5-6-1　排气

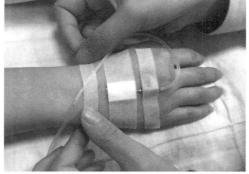

图 5-6-2　固定输液贴

二、注意事项

1. 严格遵守无菌技术操作原则，认真执行查对制度，防止差错事故发生。

2. 根据患者病情、用药原则、药物性质合理安排输液顺序，调整输液速度，注意药物间的配伍禁忌。

3. 对于长期输液的患者，应保护和合理使用静脉，一般从远心端小静脉开始。

4. 输液过程中应加强巡视，认真倾听患者主诉，观察患者的全身及局部反应，及时处理输液故障。

5. 为防止空气栓塞的发生，输液前必须排尽输液管及针头的气体，输液中要及时更换输液瓶，加压输液时要有护士看守，输液完毕要及时拔针。

6. 严禁在输液的肢体进行抽血或测量血压。

三、健康宣教要点

1. 护士向患者及家属讲解输液的目的、药物名称、作用及不良反应，全天用药量、输液速度、输入液体所需的时间。

2. 指导患者学会自我病情的观察：有无输液相关的不良反应，如在输液过程中出现心慌、憋气、寒战、高热、局部皮下血肿或组织水肿、皮肤过敏等情况，先关闭调节器，及时按呼叫器寻求护士帮助。

3. 输液瓶中有时可见微粒常为橡皮塞，由于输液器末端有终末滤器，不必担心会进入静脉。

4. 讲解拔针后的处理：按压的正确部位、方法、时间等，有无再次出血的观察及处理。

四、操作评价标准

<table>
<tr><td colspan="2" rowspan="2">项目</td><td rowspan="2">分值</td><td rowspan="2">考核评价要点</td><td colspan="4">评价等级</td><td rowspan="2">得分</td><td rowspan="2">存在问题</td></tr>
<tr><td>A</td><td>B</td><td>C</td><td>D</td></tr>
<tr><td colspan="2" rowspan="3">自身准备</td><td rowspan="3">8</td><td>1. 服装、鞋、帽整洁</td><td>2</td><td>1</td><td>0.5</td><td>0</td><td></td><td></td></tr>
<tr><td>2. 语言柔和，举止端庄</td><td>3</td><td>2</td><td>1</td><td>0</td><td></td><td></td></tr>
<tr><td>3. 核对执行单及医嘱</td><td>3</td><td>2</td><td>1</td><td>0</td><td></td><td></td></tr>
<tr><td colspan="2" rowspan="2">评估</td><td rowspan="2">8</td><td>1. 核对、解释准确</td><td>4</td><td>3</td><td>2</td><td>1</td><td></td><td></td></tr>
<tr><td>2. 询问患者用药史、过敏史，了解患者身心状况、局部皮肤、血管情况</td><td>4</td><td>3</td><td>2</td><td>1</td><td></td><td></td></tr>
<tr><td rowspan="10">操作准备</td><td rowspan="2">环境</td><td rowspan="2">2</td><td>1. 环境整洁、安静，光线适宜</td><td>1</td><td>0.5</td><td>0</td><td>0</td><td></td><td></td></tr>
<tr><td>2. 盘、台、车清洁准确</td><td>1</td><td>0.5</td><td>0</td><td>0</td><td></td><td></td></tr>
<tr><td>护士</td><td>2</td><td>洗手、戴口罩正确</td><td>2</td><td>1</td><td>0.5</td><td>0</td><td></td><td></td></tr>
<tr><td>用物</td><td>3</td><td>用物准备齐全，放置合理</td><td>3</td><td>2</td><td>1</td><td>0</td><td></td><td></td></tr>
<tr><td rowspan="4">药物</td><td rowspan="4">5</td><td>1. 医嘱、输液卡、瓶贴核对无误</td><td>1</td><td>0.5</td><td>0</td><td>0</td><td></td><td></td></tr>
<tr><td>2. 药物名称、质量查对正确，贴瓶贴</td><td>1</td><td>0.5</td><td>0</td><td>0</td><td></td><td></td></tr>
<tr><td>3. 加药方法正确</td><td>2</td><td>1</td><td>0.5</td><td>0</td><td></td><td></td></tr>
<tr><td>4. 输液器检查及针头插入瓶塞方法正确</td><td>1</td><td>0.5</td><td>0</td><td>0</td><td></td><td></td></tr>
<tr><td rowspan="9">操作过程</td><td>核对解释</td><td>2</td><td>再次核对，目的方法解释准确</td><td>2</td><td>1</td><td>0.5</td><td></td><td></td><td></td></tr>
<tr><td>环境</td><td>2</td><td>安静、整洁，光线适宜</td><td>2</td><td>1</td><td>0.5</td><td></td><td></td><td></td></tr>
<tr><td rowspan="3">初步排气</td><td rowspan="3">10</td><td>1. 备输液架</td><td>2</td><td>1</td><td>0.5</td><td></td><td></td><td></td></tr>
<tr><td>2. 一次性排气准确成功</td><td>5</td><td>4</td><td>3</td><td>1</td><td></td><td></td></tr>
<tr><td>3. 备敷贴或胶布</td><td>3</td><td>2</td><td>1</td><td>0</td><td></td><td></td></tr>
<tr><td rowspan="3">患者准备</td><td rowspan="3">6</td><td>1. 患者卧位舒适，定位准确</td><td>2</td><td>1</td><td>0.5</td><td>0</td><td></td><td></td></tr>
<tr><td>2. 扎止血带正确</td><td>2</td><td>1</td><td>0.5</td><td>0</td><td></td><td></td></tr>
<tr><td>3. 常规消毒正确</td><td>2</td><td>1</td><td>0.5</td><td>0</td><td></td><td></td></tr>
</table>

续表

项目		分值	考核评价要点	评价等级				得分	存在问题
				A	B	C	D		
操作过程	查对排气	2	再次查对，排气方法正确	2	1	0.5	0		
	静脉穿刺	22	1. 进针手法、角度、深度合适	5	4	3	1		
			2. 穿刺一次成功	7	5	3	1		
			3. "三松"及时	5	4	3	1		
			4. 固定方法正确	5	4	3	1		
	滴速调节	4	调速准确，滴速符合患者年龄、病情及药物性质	4	3	2	1		
	核对告知	3	1. 再次核对患者	1	0.5	0	0		
			2. 告知注意事项正确	1	0.5	0	0		
			3. 放置呼叫器于易取处	1	0.5	0	0		
操作后		5	1. 协助患者取舒适卧位，整理床单位	1	0.5	0	0		
			2. 用物处理正确	1	0.5	0	0		
			3. 填写输液卡正确	1	0.5	0	0		
			4. 15～30分钟巡视一次患者（口述）	1	0.5	0	0		
			5. 及时更换液体（口述）	1	0.5	0	0		
拔针按压		3	1. 核对解释正确	1	0.5	0	0		
			2. 揭去输液贴，轻压穿刺点上方，关闭调节夹，拔针正确	1	0.5	0	0		
			3. 嘱患者按压，告知注意事项全面	1	0.5	0	0		
输液完毕		3	1. 协助患者取舒适卧位，取下输液卡及输液瓶	1	0.5	0	0		
			2. 按规定处理医疗垃圾	1	0.5	0	0		
			3. 洗手、脱口罩、记录	1	0.5	0	0		
评价		10	操作熟练，应变能力强，动作规范、轻巧、稳重、准确、安全、无污染；关爱患者，治疗性沟通有效；患者无不适	7	5	3	1		
			操作时间＜15分钟	3	2	1	0		
总分		100							

注：评分等级为A级表示操作熟练、规范，无缺项，与患者沟通自然，语言通俗易懂；B级表示操作欠熟练、规范，有1～2处缺项，与患者沟通欠自然；C级表示操作欠熟练、规范，有2～3处缺项，与患者沟通较少；D级表示操作不熟练，有3～4处缺项，与患者无沟通

临床护理进展

1. 进针手法：对于小儿头皮静脉，有研究者发现采用针头与皮肤呈80°～90°大角度快速进针至皮下，再根据血管深浅迅速减小进针角度刺入血管腔，这样可使穿过皮肤时所用力量小，缩短穿刺针在皮内的穿刺距离，患儿受刺激小，可减轻患儿疼痛。

2. 防止拔针后淤血形成：静脉穿刺拔针时，应注意棉签按压的部位，通常静脉穿刺都有两个针眼，一个是针头穿过皮肤的针眼，肉眼能够看得见；另一个是针头穿过血管壁的针眼，肉眼看不见，如果只按压皮肤的针眼而不按压血管上的针眼，则血液仍会从血管壁这个针眼流入皮下形成淤血。因此，按压针眼的正确方法是用棉签顺着血管方向按压，而且要扩大按压面积，可用无名指、中指和食指同时按压皮肤穿刺点和血管穿刺点，只有两个针眼都按住了，血液才不会渗出血管外。

能力测评

A1 型题

1. 调节输液速度时，下列处理错误的是
   A. 一般情况下，成人40～60滴/分，儿童20～40滴/分
   B. 脱水严重者速度宜快
   C. 高渗溶液、升压药的滴速宜快
   D. 心肺疾病者滴速宜慢
   E. 心肺功能良好者滴速宜快

2. 茂菲滴管内液面自行下降的原因是
   A. 患肢体位不当　　　　B. 输液管管径过粗　　　　C. 液体瓶内压力过高
   D. 茂菲滴管有裂缝　　　E. 以上都不是

3. 输液过程中导致静脉痉挛的原因是
   A. 输液速度过快　　　　B. 液体注入了皮下组织　　　C. 针头阻塞
   D. 患者肢体抬举过高　　E. 输入的液体温度过低

A2 型题

4. 患者王某，输液总量为1000ml，50滴/分（滴系数为15），上午8时20分开始，估计几时输完
   A. 上午11时　　　　　　B. 中午12时20分　　　　　C. 下午1时20分
   D. 下午2时　　　　　　E. 下午2时2分

5. 患者史某，早8点开始输液1500ml（滴系数为15），需要在下午3时30分输液结束做胸透检查，应调节滴速为每分钟多少滴

　　A. 20 滴　　　　B. 30 滴　　　　C. 40 滴　　　　D. 50 滴　　　　E. 60 滴

A3 型题

（6~8 题共用题干）

　　患者李某，在输液过程中突感胸部异常不适，出现了呼吸困难和严重发绀，心前区听诊可闻及响亮、持续的水泡音。

6. 根据上述临床表现，应考虑

　　A. 过敏反应　　　　　　　B. 发热反应　　　　　　　C. 肺水肿

　　D. 空气栓塞　　　　　　　E. 右心衰竭

7. 此时应立即让患者采取的体位是

　　A. 直立位　　　　　　　　B. 仰卧位　　　　　　　　C. 左侧卧位

　　D. 右侧卧位　　　　　　　E. 半坐卧位

8. 防止发生此类情况的有效措施不包括

　　A. 加压输液时护士应在床旁监护　　　　　B. 排尽输液器中空气

　　C. 输液管道连接要紧密　　　　　　　　　D. 使用一次性输液器

　　E. 开放式输液时要及时添加液体

（胡　　敏）

任务七　静脉留置针输液

静脉留置针又称套管针。留置针可保护静脉，减少因反复穿刺造成的痛苦和血管损伤，保持静脉通道通畅，利于抢救和治疗。适用于需长期输液、静脉穿刺较困难的患者。

情境导入

患者，男，60岁，以"口齿不清、左上肢麻木6小时"为主诉入院，经头颅MRI检查诊断为右基底节脑血栓形成，收住神经内科。既往未发现高血压病史。查体：体温36℃，心率82次/分，呼吸20次/分，血压146/96mmHg，意识清，瞳孔等大等圆，对光反射灵敏。

医嘱：20%甘露醇125ml，静脉滴注，立即。

工作任务

护士遵医嘱为患者进行留置针静脉输液，以满足治疗需求。

工作过程

一、操作流程

简要流程	操作要点
自身准备	1. 素质要求：服装、鞋、帽整洁，语言柔和，举止端庄 2. 两人核对：核对医嘱及执行单
评估	1. 患者病情：意识状态、自理能力、心理状态以及对药物疗法的认知合作程度 2. 治疗情况：患者用药史和目前用药情况，治疗作用及可能出现的不良反应等 3. 局部：患者穿刺部位的皮肤、血管状况及肢体活动度
操作准备	1. 环境准备：环境清洁，清洁盘、台、车，光线充足 2. 护士准备：洗手，戴口罩 3. 用物准备：同密闭式静脉输液，另备静脉留置针（图5-7-1）、肝素帽、常用封管液、无菌透明贴膜 4. 药液：同密闭式静脉输液

续表

简要流程	操作要点
操作过程	1. 核对解释：携用物至床旁，核对患者并解释，嘱患者排尿 2. 环境准备：环境清洁安静，光线适宜 3. 初步排气：再次查对无误，将输液瓶倒挂在输液架上，展开输液管，将茂菲滴管倒置，抬高滴管下输液管，打开调节夹，当液体流入滴管的 $1/3 \sim 1/2$ 满时，迅速转正滴管，液体缓慢下降，直至排尽导管和针头内的空气，关闭调节器，放置妥当备用 4. 患者准备 （1）患者体位：帮助患者取舒适卧位 （2）选择静脉：系止血带，选择好穿刺部位后松开止血带 5. 留置针的连接：戴无菌手套，取出静脉留置针，将输液器上的头皮针插入留置针的肝素帽内至针头根部 6. 消毒皮肤：常规消毒皮肤，待干，再系上止血带 7. 查对排气：再次核对，取下针套，旋转松动外套管，调整针头斜面，并排尽留置针内的空气 8. 穿刺送管 （1）穿刺：嘱患者握拳，左手绷紧皮肤，右手持留置针，针尖斜面向上从静脉上方并与皮肤呈 $15° \sim 30°$ 角进针，见回血后放平留置针，顺静脉走向再继续进针 $0.5 \sim 1cm$ （2）送管：固定留置针，撤针芯 $0.5cm$ 后，将外套管全部送入静脉内，左手持 Y 接口处，右手迅速将针芯抽出（图 5-7-2） 9. 固定调速 （1）固定：松止血带，嘱患者松拳，打开调节器，待液体滴入通畅，患者局部无不适用无菌透明贴膜对留置针做密闭式固定，将无菌贴膜的中心位置对准穿刺点，肝素帽留在透明贴膜外（图 5-7-3） （2）调滴速：脱下手套，调节滴速，再次查对 10. 整理记录：取出止血带、小垫枕，整理床单位，将呼叫器放于患者易取处，整理用物，洗手记录 11. 拔针封管：用抽有封管液的 5ml 注射器连接输液器针头，将输液器针头只留针尖在肝素帽内，脉冲式推注封管液 $2 \sim 5ml$，确保留置针导管内充满封管液，将小夹子尽量靠近留置针根部，封闭延长管后拔出针头
操作后	1. 整理：协助患者取舒适卧位，整理床单位 2. 清理用物：用物分类处理，输液器按要求损毁或消毒后集中处理 3. 洗手记录：洗手，脱口罩，记录输液时间及患者用药后反应

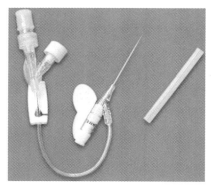

图 5 - 7 - 1 静脉留置针

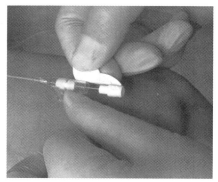

图 5 - 7 - 2 右手撤出针芯

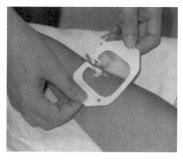
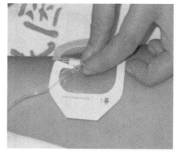
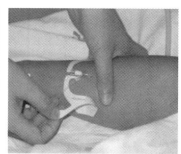
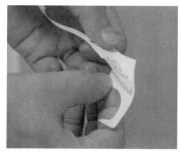
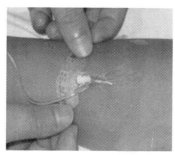
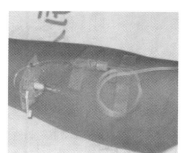

图 5 - 7 - 3 透明敷贴固定

二、注意事项

1. 使用静脉留置针时，必须严格遵守无菌技术操作原则。

2. 密切观察患者穿刺部位及静脉走向有无红肿，并询问患者有无疼痛与不适。如有异常情况，应及时拔除导管并做相应处理。对仍需输液者应更换肢体另行穿刺。

3. 对使用静脉留置针的肢体应妥善固定，尽量减少肢体活动。留置针使用过程中，如需更换透明敷贴，须注明穿刺日期。

4. 每次输液前先抽回血，再用无菌的生理盐水冲洗导管。如无回血，冲洗有阻力时，应考虑留置针导管堵塞，此时应拔出静脉留置针，切记不能用注射器使劲推注，以免将凝固的血栓推进血管，造成栓塞。

三、健康宣教要点

1. 护士向患者讲解有关留置针护理知识，留置于上肢时，应避免上肢下垂，留置于下肢时，应尽量减少下肢活动。

2. 在输液过程中，经常松握拳，以促进血液循环，减少静脉炎的发生。

3. 当输液结束后，护士用生理盐水或含肝素盐水冲洗导管内的残留药物，并且在冲管的最后给予正压来确保导管里没有血液，但在正常渗透压作用下，可能还会有少许血液回流到延长管内，这对血管以及输液没有影响。

四、操作评价标准

项目		分值	考核评价要点	评价等级				得分	存在问题
				A	B	C	D		
自身准备		8	1. 服装、鞋、帽整洁	2	1	0.5	0		
			2. 语言柔和，举止端庄	3	2	1	0		
			3. 核对执行单及医嘱	3	2	1	0		
评估		8	1. 核对、解释准确	4	3	2	1		
			2. 询问患者用药史、过敏史，了解患者身心状况、局部皮肤、血管情况	4	3	2	1		
操作准备	环境	2	1. 环境整洁、安静，光线适宜	1	0.5	0	0		
			2. 盘、台、车清洁	1	0.5	0	0		
	用物	3	用物准备齐全，在有效时间内	3	2	1	0		
	药物	5	1. 医嘱、输液卡、瓶贴、药液质量查对正确	1	0.5	0	0		
			2. 药物的名称、质量查对正确，贴瓶贴	1	0.5	0	0		
			3. 加药方法正确	2	1	0.5	0		
			4. 检查输液器，针头插入瓶塞方法正确	1	0.5	0	0		
	护士	2	洗手、戴口罩正确	2	0.5	0	0		
操作过程	核对解释	2	备齐用物携至患者床旁，目的方法解释准确	2	1	0.5	0		
	环境	2	安静、整洁，光线适宜	2	1	0.5	0		
	初步排气		1. 关闭调节夹，旋紧头皮针连接处	1	0.5	0	0		
			2. 将输液瓶挂于输液架上，展开输液管	1	0.5	0	0		

项目		分值	考核评价要点	评价等级				得分	存在问题
				A	B	C	D		
操作过程	初步排气	8	3. 先将茂菲滴管倒置，抬高滴管下输液管	2	1	0.5	0		
			4. 能及时倒转滴管，使液体缓缓下降	2	1	0.5	0		
			5. 检查输液管内无气泡，输液管放置妥当	2	1	0.5	0		
	患者准备	2	患者体位舒适，正确	2	1	0.5	0		
	连接留置针	4	1. 留置针包装完好	2	1	0.5	0		
			2. 留置针和输液器连接正确	2	1	0.5	0		
	皮肤消毒	5	1. 止血带松紧、位置合适	2	1	0.5	0		
			2. 消毒皮肤范围、方法正确	3	2	1	0		
	松动针芯	4	1. 左右转动针芯，切忌上下拉动	2	1	0.5	0		
			2. 一手固定导管座，一手轻轻除去护针帽	2	1	0.5	0		
	静脉穿刺	20	1. 再次核对，打开调节夹，再次排气	2	1	0.5	0		
			2. 嘱患者握拳，左手绷紧皮肤，右手持留置针，针尖斜面向上从静脉上方并与皮肤呈15°~30°角进针	8	6	4	2		
			3. 见回血后放平针头再进针少许，后撤针芯0.5cm	4	3	2	1		
			4. 持导管座将导管和针芯全部送入血管	3	2	1	0		
			5. 左手持Y接口处，右手迅速将针芯抽出	3	2	1	0		
	固定针头	3	1. 松开止血带，打开调节器，嘱患者松拳	2	1	0.5	0		
			2. 留置针固定正确	1	0.5	0	0		
	调节滴速	3	1. 调节滴速符合患者病情	1	0.5	0	0		
			2. 操作后核对患者，告知注意事项	1	0.5	0	0		
			3. 安置患者于舒适体位，呼叫器置于易取处	1	0.5	0	0		
	整理记录	3	1. 协助患者取舒适卧位，整理床单位	1	0.5	0	0		
			2. 七步洗手	1	0.5	0	0		
			3. 填写输液卡，并将其悬挂于输液架上	1	0.5	0	0		

续表

项目		分值	考核评价要点	评价等级				得分	存在问题
				A	B	C	D		
操作过程	拔针封管	3	1. 核对解释，告知患者输液完毕需要封管	1	0.5	0	0		
			2. 留置针导管内充满封管液	1	0.5	0	0		
			3. 延长管正确封闭	1	0.5	0	0		
	操作后	3	1. 协助患者取舒适卧位，取下输液卡及输液瓶	1	0.5	0	0		
			2. 按规定处理医疗垃圾	1	0.5	0	0		
			3. 洗手，脱口罩，记录	1	0.5	0	0		
	评价	10	操作熟练，应变能力强，动作规范、轻巧、稳重、准确、安全、无污染；关爱患者，治疗性沟通有效；患者无不适	7	5	3	1		
			操作时间 <10 分钟	3	2	1	0		
	总分	100							

注：评分等级为 A 级表示操作熟练、规范，无缺项，与患者沟通自然，语言通俗易懂；B 级表示操作欠熟练、规范，有 1～2 处缺项，与患者沟通欠自然；C 级表示操作欠熟练、规范，有 2～3 处缺项，与患者沟通较少；D 级表示操作不熟练，有 3～4 处缺项，与患者无沟通

临床护理进展

1. 留置针的封管：封管液的种类即 0.9% 氯化钠注射液、肝素钠封管液，有凝血机制障碍和肝素钠禁忌证的患者选择生理盐水。生理盐水用量 5～10ml，停止输液后每隔 6～8 小时冲管一次，肝素钠溶液用量 3～5ml，输完液后冲管，抗凝作用可持续 12 小时以上。由于治疗及多次穿刺肝素帽，造成回血堵塞，导致留置时间短。间接封管法可减少穿刺肝素帽的次数，也减少了消毒肝素帽这个可能导致污染的中间环节，延长了留置时间。注射器间接封管法是输液完毕后，关闭输液器调节器，断开输液器针头和输液器的连接，将抽有封管液的注射器接在输液器针头上，边推注药液边退出输液器的针头，直到针头完全退出，夹闭关闭夹。

2. 封管技术：采用正压封管，将封管液 3～5ml 从肝素帽处的输液器针头内先缓慢推注 2～3ml，再边推余液边拔出输液针头，先将针头拔出至仅剩针尖，推注封管液 0.5ml 后，一边推一边拔出针头，使留置针腔内充满封管液。留置针的小开关关闭位置一定要靠近套管针延长管的起始部，这样就不会使血管内血液倒流至套管针内，避免凝血堵塞。

3. 留置时间：美国输液护理学会将套管针留置时间规定为 3 天，我国尚无统一

规定，有报道套管针可留置 5～7 天，如果无静脉炎的发生，留置 7 天完全可行。也有报道套管针留置 5 天内静脉炎发生率为 0，建议将 5 天作为留置时间。

🏆 能力测评

A1 型题

1. 留置针正压封管是指

    A. 输液完毕后用生理盐水推注   B. 输液完毕后用肝素盐水推注

    C. 边推注边拔针   D. 推注后先夹闭小夹子，再拔出针头

    E. 推注后先拔出针头，再夹闭小夹子

2. 用留置针进行静脉输液，穿刺时的要点为

    A. 血管侧方进针

    B. 进针角度为 10°～20°

    C. 从静脉上方并与皮肤呈 15°～30°角进针

    D. 从血管上方或侧方进针

    E. 见回血立即停止进针

3. 留置针静脉穿刺时皮肤消毒范围为

    A. 3cm×5cm   B. 5cm×5cm   C. 5cm×8cm

    D. 8cm×8cm   E. 8cm×10cm

A2 型题

4. 患者，男，65 岁，以"脑梗死"收入院。入院时体温 36.4℃，脉搏 80 次/分，呼吸 20 次/分，血压 150/90mmHg。神志清，头晕，言语不清，左上肢肌力 3 级，左下肢肌力 2 级。入院后遵医嘱给予改善脑供血，营养脑细胞等对症治疗，为了更好地保护患者血管，给予静脉留置针进行输液。请问关于留置针说法不正确的是

    A. 封管液一般为 10～100U/ml 浓度的肝素稀释液

    B. 进针角度为 15°～30°

    C. 有出血倾向者，封管可用肝素钠稀释液

    D. 用 0.9% 氯化钠溶液封管时，每次剂量为 5～10ml

    E. 采用正压封管法

A3 型题

(5～7 题共用题干)

    患者，男，47 岁，因肝硬化，食管静脉曲张破裂大呕血入院。遵医嘱输液，因周围静脉穿刺困难，护士选择了颈外静脉行静脉留置针输液法。

5. 颈外静脉输液的最佳穿刺点在

    A. 下颌角与锁骨上缘中点连线下 1/3 处

B. 下颌角与锁骨下缘中点连线下 1/3 处

C. 下颌角与锁骨上缘中点连线上 1/3 处

D. 下颌角与锁骨上缘中点连线上 1/3 处

E. 下颌角与锁骨上缘中点连线中 1/3 处

6. 颈外静脉输液的适应证不包括

A. 长期输液且周围静脉不易穿刺者

B. 抢救危重患者需短时间输入大量液体

C. 临时放入心内起搏器

D. 周围循环衰竭需测中心静脉压

E. 不能进食，需供给肠道外高营养者

7. 留置针保留时间为

A. 一般 7 天

B. 一般 2 天

C. 一般 3～5 天，不超过 7 天

D. 一般 2～3 天，不超过 7 天

E. 7～10 天

（胡　　敏）

任务八　经外周中心静脉置管输液

经外周中心静脉置管（PICC）输液术是将输液导管由外周静脉（贵要静脉、肘正中静脉、头静脉）穿刺置管，并将导管末端置于上腔静脉中下 1/3 或锁骨下静脉进行输液的方法。由于 PICC 导管头端位于中心静脉，血流量大，能迅速降低液体渗透压及药物浓度，从而避免高浓度、高刺激性药物对外周血管的刺激和破坏，适用于需中长期的静脉输液或化疗药物等，一般静脉留置导管可在血管内保留 7 天至 1 年。

情境导入

患者，女，54 岁，因蛛网膜下腔出血入院，住院期间反复出血 3 次，每日静滴甘露醇 4 ~ 6 次，一个月后，周围静脉穿刺困难。医嘱：经外周中心静脉置管输液。

工作任务

护士遵医嘱为患者进行中心静脉置管输液，以满足患者治疗需求。

工作过程

一、操作流程

简要流程	操作要点
自身准备	1. 素质要求：服装、鞋、帽整洁，语言柔和，举止端庄 2. 两人核对：核对执行单及医嘱，签名
评估	1. 患者病情：意识状态、自理能力、心理状态以及对药物疗法的认知合作程度，与患者签署知情同意书 2. 治疗情况：患者用药史和目前用药情况，治疗作用及可能出现的不良反应等 3. 局部：患者穿刺部位的皮肤、血管状况及肢体活动度
操作准备	1. 环境准备：环境清洁，清洁盘、台、车，光线充足 2. 护士准备：洗手，戴口罩 3. 用物准备：静脉置管包内备无菌洞巾、镊子、手术剪、PICC 导管、注射器、无菌透明敷贴、肝素稀释液、一次性隔离衣帽、无菌治疗巾、止血钳、纱布、皮尺、无菌无粉手套、无菌生理盐水、肝素帽或密闭无针正压接头。其余同密闭式周围静脉输液

续表

简要流程	操作要点
操作过程	1. 核对解释：同密闭式周围静脉输液 2. 环境准备：同密闭式周围静脉输液 3. 初步排气：同密闭式周围静脉输液 4. 选择静脉：首选右侧贵要静脉，其次为肘正中静脉、头静脉 5. 安置体位：协助患者取平卧位，暴露穿刺区域，穿刺侧上肢外展与躯干呈90° 6. 选择穿刺点：常规首选肘窝区肘下两横指处 7. 测量长度：用皮尺测量从穿刺点到右胸锁关节，再向下至第3肋间隙的长度 8. 测量臂围：于肘关节上4横指处（约7cm）测量 9. 建无菌区：穿无菌隔离衣，打开静脉置管包，戴无菌手套，用无菌技术准备肝素帽、抽吸生理盐水，铺治疗巾于手臂下，将相关置管用品放入无菌区 10. 消毒：以穿刺点为中心直径20cm，两侧至臂缘；先用75%乙醇清洁脱脂，待干后，再用碘伏消毒3遍（图5-8-1） 11. 铺洞巾：更换手套，铺洞巾与治疗巾，扩大无菌区，暴露穿刺点 12. 置管 （1）预冲导管：用无菌生理盐水预冲导管并湿化导丝（图5-8-2） （2）修剪导管：剥开导管护套，后撤丝至比预计长度短0.5～1cm处，将PICC导管插入相应型号的切割孔中，按预计导管长度切去多余部分导管 （3）穿刺：助手扎止血带，使静脉充盈，去除穿刺针上的保护套，活动套管，以15°～30°角进针，见回血后降低角度，再进针0.5～1cm后送导入鞘，确保导入鞘进入血管 （4）取出针芯：从导入鞘内取出穿刺针芯，左手食指固定导入鞘，避免移位，中指压在导入鞘尖端所处的血管上，减少血液流出，嘱患者松拳，松开止血带 （5）送导管：用平镊夹住导管尖端，以轻柔、匀速动作将导管逐渐送入静脉；注意观察送入长度，当导管进入肩部时，嘱患者头偏向穿刺侧，下颌贴肩 （6）撤出导入鞘：送管至预计长度后，在导入鞘末端处压迫止血并固定导管，撕开并拔出导入鞘 （7）撤出导丝：将导管与导丝的金属柄分离，轻压穿刺点上方，以保持导管位置，轻柔、缓慢、分段撤出导丝（图5-8-3） （8）确认通畅：用10ml生理盐水注射器抽回血并注入无菌生理盐水冲管，确认通畅后撤去洞巾，连接上肝素帽和输液装置 13. 固定导管 （1）固定：确认导管通畅后，再次消毒穿刺点及周围皮肤，将体外导管放置呈"S"形或"L"形弯曲，用无菌小纱布及无菌透明敷贴覆盖固定穿刺点并妥善固定导管连接器部位和导管（图5-8-4） （2）记录：在透明敷料上注明导管的种类、规格、置管深度、日期和时间、操作者姓名 （3）脱手套

简要流程	操作要点
	14. 交代事项：清理用物，向患者交代注意事项，观察患者无不良反应后，送回病房休息
	15. X 线确认：经 X 线确认导管在预置位置后，即可按需要进行输液
	16. 做好记录：操作结束后，应将相关信息记录在护理病历中
	17. 暂停处理：暂停输液时，同静脉留置针输液法封管
	18. 再行输液：再行输液时，常规消毒肝素帽的橡胶塞，把排好气的输液针插入肝素帽内进行输液
	19. 拔管：停止输液时，关闭调节器，揭开无菌透明敷贴，将无菌干棉签置于穿刺点上方，沿静脉走向轻柔拔出导管，按压穿刺点，局部覆盖无菌敷料
操作后	1. 整理：协助患者取舒适卧位，整理床单位
	2. 清理用物：用物分类处理
	3. 洗手记录：洗手，脱口罩，记录注射时间及患者用药后反应

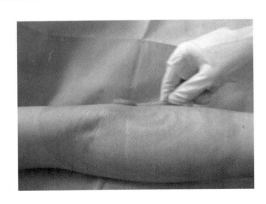

图 5-8-1　皮肤消毒

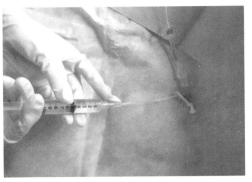

图 5-8-2　预冲导管

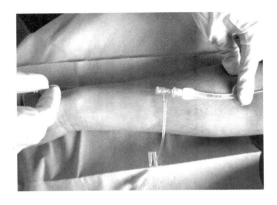

图 5-8-3　撤出导丝

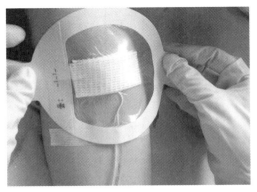

图 5-8-4　固定

二、注意事项

1. PICC 输液法的禁忌证：①患有严重出血性疾病、上腔静脉压迫综合征及不合作或躁动的患者；②穿刺部位或附近组织有感染、皮炎、蜂窝织炎、烧伤等情况者；③乳腺癌根治术后患侧；④预插管位置有放射性治疗史、血栓形成史、血管外科手术史或外伤者等。

2. 送管时速度不宜过快，如有阻力，不能强行置入，可将导管退出少许再行置入。

3. 乙醇和丙酮等物质会对导管材料造成损坏，当使用含该类物质的溶液清洁护理穿刺部位时，应等待其完全干燥后再加盖敷料。

4. 置管后，应密切观察穿刺部位局部有无红、肿、热、痛等症状，如出现异常，应及时测量臂围，并与置管前臂围相比较。观察肿胀情况，必要时行 B 超检查。

5. 疑似导管移位时，应再行 X 线检查，以确定导管尖端所处位置。禁止将导管体外部分移入体内。

三、健康宣教要点

1. 压迫穿刺点 15 分钟，凝血功能有障碍者适当延长压迫时间。

2. 第一个 24 小时可进行适当的伸缩活动，经常松拳握拳，以促进血液回流，24 小时后正常活动不受影响。

3. 已放置 PICC 的手臂不能做剧烈活动，不能提重物、干重活，但也不能不动。

4. 淋浴时可先用保鲜膜包裹 PICC 穿刺部位，防止渗水。

5. CT 检查需注射造影剂时，禁止从 PICC 注入，以免损伤导管。

临床护理进展

1. PICC 避免了反复静脉穿刺给患者带来的痛苦，但 PICC 置管时送管过程中出现的颈内静脉异位是最常见的并发症。传统体位是屈颈向术侧偏头，改良体位是屈颈偏头，另加托肩胛骨挺胸的方法。研究表明，此法能够很好地减少颈内静脉异位的并发症。

2. PICC 为肿瘤患者化疗和营养支持治疗建立了一条长期、安全、无痛性的静脉通道，有效减少了化疗药物带来的血管损伤、局部组织刺激等情况发生。但由于肿瘤化疗患者血液呈高凝状态，PICC 留置时间长，呕吐致胸内压升高，血液导管内回流等一系列因素，容易出现导管堵塞。研究表明，100U/ml 较高浓度的普通肝素用于肿瘤化疗患者 PICC 封管可明显减少导管堵塞。

能力测评

A1 型题

1. PICC 的最佳穿刺血管是

　　A. 贵要静脉　　　B. 头静脉　　　C. 正中静脉　　　D. 尺静脉　　　E. 桡静脉

2. PICC 穿刺的进针角度是

　　A. 5°～10°　　　B. 15°～30°　　C. 35°～40°　　　D. 45°～50°　　E. 55°～60°

A2 型题

3. 患者，女，54 岁，因乳腺癌手术后需要行静脉化疗六个疗程，今天给患者行 PICC 置管。请问：PICC 每次输液后，用什么型号的注射器抽吸生理盐水冲管

　　A. 10ml 以下　　B. 10ml 以上　C. 2ml 以下　　　D. 5ml 以下　　E. 以上都可以

A3 型题

（4～5 题共用题干）

　　患者，男，62 岁，食管恶性肿瘤。给予放、化疗，今天给予 PICC 置管。

4. 中心静脉置管封管时选用的注射器不得小于

　　A. 5ml　　　　　B. 10ml　　　　C. 20ml　　　　　D. 2ml　　　　　E. 5ml

5. 发生导管感染的原因不包括

　　A. 无菌操作不严格　　　　　　　　　B. 患者全身情况

　　C. 导管留置时间长　　　　　　　　　D. 置管后未及时使用抗生素

　　E. 及时更换无菌敷贴

（胡　敏）

任务九　密闭式间接静脉输血

静脉输血是指将全血或血液成分如血浆、红细胞、白细胞或血小板等通过静脉输入人体内的方法。输血是急救和治疗疾病的重要措施之一，在临床上广泛应用。

情境导入

患者，男，52 岁，因左侧颞叶出血急症入院，随即进入手术室在全麻下行"颞叶血肿清除术"，术中有出血。医嘱：备血 1000ml。

工作任务

手术室护士遵医嘱为患者备血，准备输血治疗。

工作过程

一、操作流程

简要流程	操作要点
自身准备	1. 素质要求：服装、鞋、帽整洁，语言柔和，举止端庄 2. 两人核对：核对血型检验单及储血袋上标签（血型、血袋号、血液种类、血量、交叉配血试验结果、患者姓名、床号、住院号），检查血袋有效期、血液质量及输血装置是否完好
评估	1. 患者病情：意识状态、自理能力、心理状态、合作程度 2. 治疗情况：患者的血型、输血史及过敏史 3. 局部：患者穿刺部位的皮肤、血管状况及肢体活动度
操作准备	1. 环境准备：环境清洁，清洁盘、台、车，光线充足 2. 护士准备：洗手，戴口罩 3. 用物准备 ·治疗车上层：手消毒液，注射盘内备皮肤消毒液、无菌棉签、一次性静脉输血器、生理盐水、血袋或血瓶、输液贴或胶布、输液执行单、小垫枕、治疗巾、弯盘、止血带 ·治疗车下层：生活垃圾桶、医用垃圾桶、锐器回收盒

简要流程	操作要点
操作过程	1. 再次检查核对：携用物至床旁，两名护士按"三查八对"再次核对，解释输血的目的和经过 2. 建立静脉通道：按周围静脉输液法建立静脉通道，先输入少量生理盐水 3. 消毒输血 （1）以手腕旋转动作将血袋内血液轻轻摇匀，打开血袋封口处 （2）消毒血袋开口处的塑料管，将输血器针头从生理盐水瓶塞上拔下，插入已经消毒的血袋开口处的塑料管内，缓慢挂血袋于输液架上 4. 再次核对：核对患者床号、姓名、住院号、血袋号、血型、交叉配血试验结果、血液种类、血量 5. 调节滴速：输入血液15分钟内速度应慢（滴速不超过20滴/分），并密切观察，如无不良反应发生，再按病情需要调节滴速 6. 整理记录：取出止血带、小垫枕，整理床单位，协助患者取舒适卧位，将呼叫器放于患者易取处，整理用物，洗手记录 7. 严密观察：勤巡视，细观察，向患者及家属讲解输血的有关事宜，如有不适及时咨询 8. 再输盐水：输血完毕或需输另一袋血时，先输入少量生理盐水，直至输血器内的血液全部输入体内，拔针或更换另一袋血液继续输入 9. 拔针按压：输血完毕，轻轻揭开输液贴或胶布，关闭调节器，迅速拔针后，嘱患者按压片刻，至无出血为止
操作后	1. 整理：协助患者取舒适卧位，整理床单位 2. 清理用物：将输血器针头剪下，放入锐气收纳盒，输血管道放入医疗垃圾桶，输血袋送至输血科保留24小时 3. 洗手记录：洗手，脱口罩，记录输血时间、种类、血量、血型、血袋号，有无输血反应

二、注意事项

1. 根据输血申请单正确采集血标本，严禁同时采集两名及以上患者的血标本，以免发生差错。

2. 严格执行查对制度，严格无菌操作。

3. 为避免不良反应的发生，在输血前后及两袋血液之间需要输入少量生理盐水；血液制品内不可随意加入其他药物，以防发生凝集或溶解。

4. 输血过程中应加强巡视，特别是输血开始后10~15分钟，严密观察患者有无输血不良反应。如有异常应及时报告医生，并保留剩余血液以备送检，查找原因。

三、健康宣教要点

1. 解释目的及注意事项：向患者及家属解释输血的必要性、作用、方法及可能引起的不良反应，并嘱其在输血协议书上签字。

2. 说明输血速度调节的依据，告知患者勿擅自调节。

3. 介绍常见输血反应症状及防治方法。输血过程中一旦有不适症状，应及时呼叫护士。

4. 介绍有关血型的知识及做血型鉴定及交叉配血实验的意义。

临床护理进展

1. 静脉输血查对制度管理：护理查对制度是临床护理工作的核心制度，有研究人员制作了彩色血型警示卡，A 型为蓝色，B 型为绿色，O 型为红色，AB 型为黄色。核对无误后，在患者输血时将相应的血型卡悬挂于血袋旁，取得了良好的安全警示效果。

2. 提高输血护理技术：在输血过程中如遇阻塞，应该更换输血器而不是硬性挤压滤网，防止针腔内有血凝块导致血管内栓塞，或将套管针，改制成多孔套管针，增加输血口面积而提高输血速度。其次，不同的血制品选择不同的输注速度，如红细胞类对无心血管疾病的成人患者按 1～3ml/（kg·h）速度输注，所有血液和血液制品应在 4 小时内输完。输全血或成分血都应该在每一个输血单位结束后或每 4 小时更换一次输血装置。

能力测评

A1 型题

1. 输入前需做交叉配血的是

　　A. 血浆　　　　　　　　B. 白蛋白　　　　　　　C. 全血或红细胞悬液

　　D. 代血浆　　　　　　　E. 胶体溶液

2. 输血前后或两袋血之间应选用哪种溶液滴注

　　A. 10% 葡萄糖溶液　　　B. 5% 葡萄糖溶液　　　　C. 林格氏液

　　D. 注射用水　　　　　　E. 0.9% 氯化钠溶液

A2 型题

3. 患者文某，产后大出血需输血治疗，下列操作哪项错误

　　A. 采血标本做交叉配血试验

　　B. 须两人进行"三查八对"

　　C. 勿剧烈震荡血液

D. 库血温度低，可在阳光下放置 30 分钟再输入

E. 输血前先输入少量生理盐水

4. 某患者在输血过程中出现畏寒、寒战，伴头痛、恶心、呕吐，体温达 39.5℃，下列哪项措施不妥

    A. 暂停输血   B. 畏寒时保暖   C. 高热时物理降温

    D. 给予抗过敏药物后继续输血   E. 密切观察病情

A3 型题

(5~9 题共用题干)

    庞某，男，28 岁，因车祸致内脏破裂，大出血，欲行急诊手术。术前护士为患者建立静脉通路，并行输血治疗，为争取抢救时间，护士将取回的血袋置于热水中升温，5 分钟后为患者输入，10 分钟后患者感到头部胀痛、恶心、呕吐伴腰背部剧烈疼痛。

5. 此患者最有可能出现了下列哪种情况

    A. 低血钾   B. 高钾血症   C. 酸中毒   D. 过敏反应   E. 溶血反应

6. 此反应最有可能的原因是

    A. 输入致敏物质   B. 输入异型血   C. 输入库存血

    D. 因加温致血细胞被破坏   E. 剧烈振荡血液

7. 此时，护士首选的措施是

    A. 吸氧   B. 通知医生   C. 停止输血

    D. 静脉滴注碳酸氢钠   E. 将余血送检，重做血型鉴定和交叉配血试验

8. 抢救此类患者时，为增加血红蛋白在尿中的溶解度，减少沉积避免阻塞肾小管，可选用下列哪种药物

    A. 枸橼酸钠   B. 氯化钠   C. 碳酸氢钠

    D. 乳酸钠   E. 5% 葡萄糖氯化钠

9. 预防此类反应发生的有效措施不包括

    A. 输血前预防性给予抗过敏药物   B. 做好血型鉴定和交叉配血试验

    C. 输血前做好双人"三查八对"工作   D. 血液不能剧烈振荡加温

    E. 血液中不能加入其他药物

（胡   敏）

情境六 危重患者的抢救与护理

危重患者病情严重且变化迅速，随时可能发生生命危险。危重患者抢救技术实施有效与否，直接影响到患者的生命安危及生命质量。因此，护士应熟练掌握危重患者的抢救技术，保证抢救工作及时正确，提高抢救成功率。

任务一 心肺复苏基本生命支持

心肺复苏是对由于外伤、疾病、中毒、意外低温、淹溺和电击等各种原因导致呼吸、心跳停止，必须紧急采取重建和促进心脏、呼吸有效功能恢复的一系列措施。包括基础生命支持、进一步生命支持和复苏后生命支持三部分。基础生命支持又称徒手心肺复苏、初期复苏或现场急救，是由专业或非专业人员（第一目击者）在事发现场对患者所实施的徒手救治。

情境导入

患者，男，50岁，有高血压病史15年。因劳累，近2天来感觉胸前区疼痛，左胸部疼痛剧烈，伴有气短不适，以"急性心肌梗死"住院。护士在为其输液过程中，患者突然意识丧失，呼吸、心跳停止，颈动脉搏动消失。

工作任务

护士在紧急状态下，医生到达之前为患者行心肺复苏，以重建和促进心脏、呼吸有效功能的恢复，维持患者生命。

工作过程

一、操作流程

简要流程	操作要点
自身准备	素质要求：服装、鞋、帽整洁，沉着，冷静，时间观念强，急救意识强
评估	1. 患者病情：轻拍患者双肩并大声呼唤，患者无意识 2. 治疗情况：触摸颈动脉，10秒内未触及颈动脉搏动 3. 局部皮肤：患者颈部无损伤

简要流程	操作要点
操作准备	1. 环境准备：环境清洁，宽敞，利于现场急救 2. 护士准备：衣帽整洁，熟悉基础生命支持技术程序 3. 用物准备：清洁纱布块、人工呼吸膜、手电筒、记录本、听诊器、血压计，必要时备脚踏凳
操作过程	1. 判断呼救：轻拍患者肩部并高声呼叫，患者无反应，可判断其无意识；观察患者胸部起伏，无呼吸；触摸颈动脉 10 秒内无搏动，立即呼救 2. 安置体位：将患者安置于硬板床，取仰卧位，去枕，头、颈、躯干在同一轴线上，双手放于两侧，身体无扭曲，解开衣领、腰带，暴露患者胸腹部 3. 胸外按压 （1）按压部位：胸骨中下 1/3 交界处 （2）按压方法：两手掌根部重叠，手指翘起不接触胸壁，上半身前倾，两臂伸直，垂直向下用力（图 6 - 1 - 1） （3）按压幅度：胸骨下陷至少 5cm （4）按压频率：≥100 次/分（不超过 120 次/分） 4. 开放气道 （1）清除异物：检查口腔，清除口腔异物，取出活动义齿 （2）判断：颈部有无损伤 （3）开放气道：根据不同情况采取合适方法开放气道 ·仰头提颏法：一手置于患者前额，用力向后按压，另一手食指、中指置于下颌骨下方，将颏部向前抬起（图 6 - 1 - 2） ·双下颌上提法：抢救者双肘置于头部两侧，患者平卧，双手食、中、无名指放在患者下颌角后方，向上或向后抬起下颌。适用于怀疑颈部有外伤者 5. 人工呼吸：采用口对口人工呼吸法，一手捏住患者鼻孔一手向上抬颏开放气道，深吸一口气，用力吹气（通气量 500 ~ 600ml），直至患者胸廓抬起（图 6 - 1 - 3），吹气毕松开捏紧鼻孔的手，使使者被动呼出气体，连续有效吹气 2 次，按压与人工呼吸之比为 30∶2，连续 5 个循环 6. 判断效果：5 个循环后，判断并报告复苏效果 （1）循环：颈动脉恢复搏动，平均动脉血压大于 60mmHg（图 6 - 1 - 4） （2）呼吸：自主呼吸恢复 （3）瞳孔：瞳孔缩小，对光反射存在 （4）皮肤黏膜：面色、口唇、甲床和皮肤色泽转红 7. 观察病情：密切观察患者病情变化，继续进一步生命支持
操作后	1. 整理：协助患者取平卧位，头偏向一侧，整理床单位 2. 清理用物：用物分类处理 3. 洗手记录：洗手，脱口罩，记录开始及停止时间、抢救过程、生命体征、抢救措施等

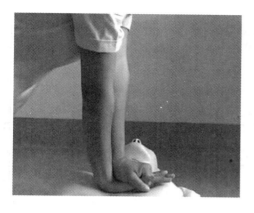

图 6 - 1 - 1　胸外心脏按压

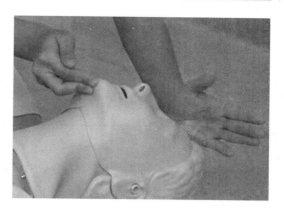

图 6 - 1 - 2　仰头抬颏法开放气道

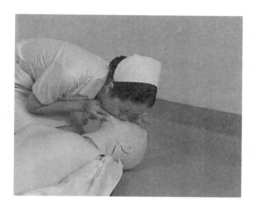

图 6 - 1 - 3　人工呼吸

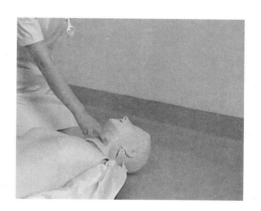

图 6 - 1 - 4　判断复苏效果

二、注意事项

1. 迅速准确地判断心跳、呼吸的停止，尽早进行现场急救。

2. 保持患者呼吸道通畅，口腔内如有异物应及时清除（包括义齿），为人工呼吸或气管插管打下基础。

3. 注意心脏按压部位、操作手法的准确性。按压部位不宜过低，以免损伤腹腔内脏，过高可伤及大血管。按压应平稳、均匀、有规律，不能间断，下压与向上放松时间相等，禁止冲击式地猛压或跳跃式按压。避免操作不当导致肋骨骨折、胸骨骨折、肺挫伤、气胸、血气胸等并发症。

4. 观察有效心脏复苏的指征：①能摸到颈动脉或股动脉搏动；②上肢肱动脉收缩压在 60mmHg 以上；③口唇、面色、甲床等发绀逐渐转为红润；④散大的瞳孔开始缩小，眼球有活动；⑤自主呼吸恢复，意识逐渐恢复。

三、健康宣教要点

1. 解释目的及注意事项：复苏成功后，向患者及家属解释心肺复苏的目的、病情观察和护理要点。

2. 防止误吸：指导患者头偏向一侧，防止呕吐物误吸，安慰患者情绪，继续进一步生命支持。

四、操作评价标准

项目		分值	考核评价要点	评价等级				得分	存在问题
				A	B	C	D		
自身准备		8	1. 服装、鞋、帽整洁	2	1	0.5	0		
			2. 语言柔和，举止端庄、沉着、冷静	3	2	1	0		
			3. 急救意识强，时间观念强	3	2	1	0		
评估		8	1. 患者意识判断正确	4	3	2	1		
			2. 患者脉搏判断正确	4	3	2	1		
操作准备	环境	2	环境整洁、安静、安全，利于现场急救	2	1	0.5	0		
	用物	5	1. 物品齐全准确	3	2	1	0		
			2. 放置合理，避免落地	2	1	0.5	0		
操作过程	判断呼救	4	判断准确，呼救及时	4	3	2	1		
	安置体位	4	体位合适，利于复苏	4	3	2	1		
	胸外心脏按压	20	1. 按压部位正确	8	6	4	2		
			2. 按压方法、力度、幅度合适	8	6	4	2		
			3. 按压频率正确	4	3	2	1		
	开放气道	10	1. 清理口鼻分泌物正确	2	1	0.5	0		
			2. 选用正确方法开放气道	8	6	4	2		
	人工呼吸	13	1. 吹气方法正确，通气量准确，通气有效	8	6	4	2		
			2. 按压与人工呼吸之比正确	5	4	3	1		
	判断效果	6	判断方法正确，判断准确	6	5	3	1		
	病情观察	2	病情观察正确	2	1	0.5	0		
操作后		8	1. 患者体位舒适安全	3	2	1	0		
			2. 洗手记录准确	5	4	3	1		
评价		10	操作熟练，应变能力强，动作规范、轻巧、稳重、准确、安全、无污染	7	5	3	1		
			关爱患者，治疗性沟通有效	3	2	1	0		
总分		100							

注：评分等级为 A 级表示操作熟练、规范，无缺项，与患者沟通自然，语言通俗易懂；B 级表示操作欠熟练、规范，有 1~2 处缺项，与患者沟通欠自然；C 级表示操作欠熟练、规范，有 2~3 处缺项，与患者沟通较少；D 级表示操作不熟练，有 3~4 处缺项，与患者无沟通

临床护理进展

美国心脏协会（AHA）每五年根据临床和科研的最新进展推出一个新版本的"心肺复苏指南"。该指南系统提供心肺复苏应遵循的原则并提供临床实践的操作指南。2015 年出版的指南与 2005 年版和 2010 年版相比较有以下更新。

1. 首次规定按压深度的上限：在胸外按压时，按压深度至少 5cm，但应避免超过 6cm。旧指南仅仅规定了按压深度不低于 5cm。新指南认为，按压深度不应超过 6cm，超过此深度可能会出现并发症。同时指出，大多数胸外按压不是过深，而是过浅。对于儿童（包括婴儿），按压深度为胸部前后径的 1/3，大约相当于婴儿 4cm，儿童 5cm。对于青少年即应采用成人的按压深度，即 5～6cm。

2. 按压频率规定为 100～120 次/分。原指南仅规定了每分钟按压频率不少于 100 次/分，但一项大样本的注册研究发现，如果按压频率（超过 140 次/分）过快，按压幅度则不足。

3. 为保证每次按压后使胸廓充分回弹，施救者在按压间隙，双手应离开患者胸壁。原指南仅建议每次按压后，施救者应让胸廓完全回弹，以使心脏在下次按压前完全充盈。如果在两次按压之间施救者依靠在患者胸壁上，会妨碍患者的胸壁回弹。

4. 无论是否因心脏病所导致的心搏骤停，医护人员都应提供胸外按压和通气。旧版指南仅指出急救人员和院内专业救援人员都可为心搏骤停患者实施胸外按压和人工呼吸。

能力测评

A1 型题

1. 对于成人，无论单人或双人心肺复苏，心脏按压与人工呼吸的比例是

　　A. 10∶1　　　　B. 5∶1　　　　C. 15∶2　　　　D. 30∶2　　　　E. 15∶1

2. 人工呼吸器的直接作用是

　　A. 供给低浓度氧，刺激生命中枢兴奋

　　B. 排出二氧化碳，兴奋化学感受器

　　C. 供给二氧化碳，维持机体酸碱平衡

　　D. 维持和增加肺通气量，纠正低氧血症

　　E. 排出二氧化碳，防止二氧化碳麻醉

A2 型题

3. 患者，男，64 岁，以"股骨颈骨折"住院治疗。手术后第 3 天突然出现意识丧失，呼之不应，面色苍白，抽搐、颈动脉搏动触摸不到。该患者可能发生的情

况是

A. 呼吸衰竭　　　　　B. 心脏骤停　　　　　C. 出血性休克

D. 窒息　　　　　　　E. 心肌梗死

A3 型题

（4~5 题共用题干）

某女，40 岁，服安眠药中毒被送至医院，出现意识丧失，口唇面色严重发绀，叹气样呼吸，颈动脉搏动消失。

4. 应立即为患者实施

A. 心电监护　　　　　B. 心肺复苏　　　　　C. 人工呼吸

D. 快速静脉输液　　　E. 高流量吸氧

5. 胸外心脏按压操作正确的是

A. 按压部位在胸骨下切迹上方 2 横指之上（胸骨下 1/3 处）

B. 按压频率为 80~100 次/分，按压深度为 4~5cm

C. 下压时间要大于向上放松时间

D. 放松时定位的手掌根部离开按压部位，以减轻疲劳

E. 中途换人时，不能使按压中断 15 秒以上

（6~7 题共用题干）

患者，男，38 岁，在全麻下行胃大部切除术，术毕返回病室，已清醒，输液通畅，观察生命体征稳定。护士巡视时发现患者呼吸停止，应用简易呼吸器辅助呼吸。请问：

6. 简易呼吸器每次挤压时送气量为

A. 200~300ml　　　　B. 300~500ml　　　　C. 200~800ml

D. 300~800ml　　　　E. 500~1000ml

7. 护士应用简易呼吸器正确的描述是

A. 患者侧卧于床上，义齿固定妥善

B. 抢救者站于患者头顶处，尽量让患者下颌前倾，开放气道

C. 清除呼吸道分泌物，面罩和口鼻部紧密衔接

D. 患者有自主呼吸时，在呼气时挤压气囊

E. 有规律地挤压和放松气囊，频率为 10~16 次/分

（张娟芝）

任务二　氧气吸入

氧气吸入法即通过吸入氧气提高动脉血氧分压和动脉血氧饱和度，增加动脉血氧含量，纠正各种原因造成的缺氧状态，促进组织的新陈代谢，维持机体生命活动的一种治疗方法。

情境导入

患者，男，70岁，有高血压心脏病病史5年，以"胸闷、气促、疲乏无力10小时"入院。今晨排便后突感胸闷、气促、心悸、大汗淋漓、不能平卧休息、烦躁不安。体检：心率125次/分，呼吸32次/分，血压160/100mmHg，意识清楚，口唇发绀，双肺布满湿啰音，$SaO_2$70%。

医嘱：吸氧，立即。

工作任务

护士遵医嘱为患者吸氧，纠正缺氧状态，维持机体生命活动。

工作过程

一、操作流程

简要流程	操作要点
自身准备	1. 素质要求：服装、鞋、帽整洁，语言柔和，举止端庄 2. 两人核对：核对执行单及医嘱，签名
评估	1. 患者病情：意识状况、心理状态及合作程度 2. 治疗情况：缺氧程度 2. 局部情况：鼻腔有无堵塞，鼻中隔偏曲等异常
操作准备	1. 环境准备：环境清洁安静，清洁盘、台、车，避免明火及热源 2. 护士准备：修剪指甲，洗手，戴口罩 3. 用物准备：氧气装置一套（流量表、内盛1/2～2/3的蒸馏水的湿化瓶）、一次性双腔鼻导管、治疗碗（内盛冷开水）、纱布、棉签、弯盘、手电筒、用氧记录单、笔（图6-2-1）

简要流程	操作要点
操作过程	1. 核对解释：携用物至患者床旁，查对床号、姓名，向患者解释吸氧的目的、过程及配合方法 2. 环境准备：环境清洁、安静，光线适宜，避免明火及火源 3. 患者准备：协助患者取舒适卧位，检查鼻腔，用湿棉签清洁双侧鼻腔 4. 安装供氧装置 （1）流量表：将流量表安装在床头供氧装置上（图6-2-2） （2）湿化瓶：湿化瓶安装在流量表上（图6-2-3） 5. 给氧 （1）连接：将一次性双腔鼻导管连接于流量表上 （2）调节：根据医嘱调节好氧流量 （3）检查：湿润鼻导管，并检查鼻导管是否通畅 （4）插管：将鼻导管插入患者鼻孔1cm （5）固定：将鼻导管环绕患者耳部向下放置并调节松紧度（图6-2-4） 6. 记录观察 （1）指导：指导患者安全用氧的注意事项 （2）记录：记录给氧时间、氧流量、患者反应 （3）观察：观察患者病情及给氧效果 7. 停氧 （1）核对解释：再次核对患者，告知患者缺氧症状已改善，停止用氧 （2）停氧：取下鼻导管 （3）卸表：关流量开关，取下流量表及湿化瓶
操作后	1. 整理：安置患者于舒适卧位，整理床单位 2. 清理用物：一次性用物按医疗垃圾规定处理，消毒湿化瓶 3. 洗手记录：洗手，脱口罩，记录停氧时间及效果

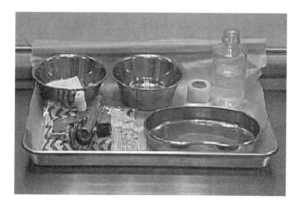
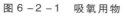

图6-2-1 吸氧用物

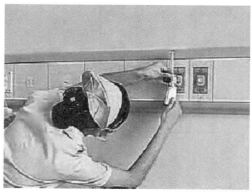

图6-2-2 安装流量表

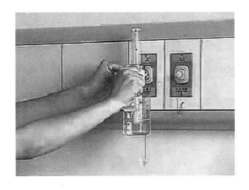

图 6 - 2 - 3　安装湿化瓶

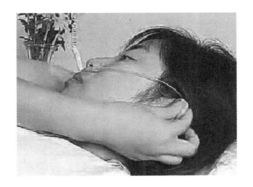

图 6 - 2 - 4　固定鼻导管

二、注意事项

1. 严格遵守操作规程，注意用氧安全，切实做好"四防"，即防震、防火、防热、防油。搬运氧气筒时避免倾倒撞击。氧气筒应距离取暖设备 1m 以上，距明火至少 5m，以防引起燃烧。

2. 使用氧气时，应先调好流量再用；停氧时，先取下吸氧管再关氧气开关；中途改变流量时，应先分离氧气和鼻导管，调好流量后再应用。避免关错开关，导致大量氧气进入呼吸道损伤肺部组织。

3. 观察患者缺氧状态有无改善，正确换算氧浓度和氧流量，结合实验室检查指标评估患者吸氧效果，防止氧中毒、肺不张、呼吸抑制等氧疗副作用的发生。

4. 既要纠正低氧血症，又要防止氧中毒。吸氧浓度一般不宜超过 50% ~ 60%，一般低于 60% 属于比较安全的供氧浓度；如超过 60% 才能保证机体供氧，时间应小于 24 小时。氧浓度与氧流量的换算公式：吸入氧浓度（FiO_2）% = 21 + 4 × 氧流量（L/min）。

三、健康宣教要点

1. 解释吸氧的目的及注意事项：向患者解释氧疗的重要性，指导正确使用氧疗的方法。

2. 告知有关安全用氧知识，不可自行拔出鼻导管或调节氧流量，以免因吸氧不当加重病情或发生意外。

四、操作评价标准

项目		分值	考核评价要点	评价等级				得分	存在问题
				A	B	C	D		
自身准备		8	1. 服装、鞋、帽整洁	2	1	0.5	0		
			2. 语言柔和，举止端庄	3	2	1	0		
			3. 核对执行单及医嘱	3	2	1	0		
评估		8	1. 核对、解释准确	2	1	0.5	0		
			2. 患者病情、意识、治疗、鼻腔情况明确	6	5	3	1		
操作准备	环境	2	环境整洁、安静，清洁盘、台、车	2	1	0.5	0		
	护士	2	洗手、戴口罩正确	2	1	0.5	0		
	用物	4	1. 物品齐全（包括吸氧装置）准确	2	1	0.5	0		
			2. 放置合理，避免落地	2	1	0.5	0		
操作过程	核对解释	2	再次核对，目的及注意事项解释准确	2	1	0.5	0		
	环境	2	环境整洁，光线适宜，远离明火及火源	2	1	0.5	0		
	患者	6	体位舒适，鼻腔无异常，清洁鼻腔	6	5	3	1		
	安装	10	1. 安装流量表正确	5	4	3	1		
			2. 湿化瓶内蒸馏水量合适，安装湿化瓶正确	5	4	3	1		
	给氧	18	1. 流量表与鼻导管连接正确	2	1	0.5	0		
			2. 根据医嘱流量调节合适	4	3	2	1		
			3. 湿润、检查鼻导管正确	4	3	2	1		
			4. 鼻导管插入鼻腔正确	4	3	2	1		
			5. 鼻导管固定正确	4	3	2	1		
	记录观察	6	1. 指导患者安全用氧的注意事项正确	2	1	0.5	0		
			2. 记录给氧时间、氧流量、患者反应正确	2	1	0.5	0		
			3. 观察患者病情及给氧效果及时	2	1	0.5	0		
	停氧	12	1. 再次核对解释正确	4	3	2	1		
			2. 取鼻导管方法正确	4	3	2	1		
			3. 关流量开关正确，卸流量表及湿化瓶正确	4	3	2	1		

续表

项目	分值	考核评价要点	评价等级				得分	存在问题
			A	B	C	D		
操作后	10	1. 患者卧位舒适，床单位整洁	2	1	0.5	0		
		2. 用物处理恰当	3	2	1	0		
		3. 洗手、脱口罩正确	2	1	0.5	0		
		4. 记录方法及内容正确	3	2	1	0		
评价	10	操作熟练，应变能力强，动作规范、轻巧、稳重、准确、安全、无污染；关爱患者，治疗性沟通有效；患者无不适，吸氧装置牢固，有效给氧	7	5	3	1		
		操作时间＜8分钟	3	2	1	0		
总分	100							

注：评分等级为 A 级表示操作熟练、规范，无缺项，与患者沟通自然，语言通俗易懂；B 级表示操作欠熟练、规范，有 1～2 处缺项，与患者沟通欠自然；C 级表示操作欠熟练、规范，有 2～3 处缺项，与患者沟通较少；D 级表示操作不熟练，有 3～4 处缺项，与患者无沟通

临床护理进展

1. 高压氧疗法：指在高于一个绝对大气压的密闭环境下，利用吸氧进行治疗的方法。具体做法是在特殊的加压舱内，将纯氧在 2～3 个大气压下供给患者。

2. 经气管导管氧疗法：指用一根较细导管经鼻腔插入气管内的给氧方法，也称气管内氧疗。经导管直接向气管内供氧，只需较低流量的氧气，耗氧量很小，可提高疗效。

3. 电子脉冲氧疗法：是近年来开展的一种新方法，通过电子脉冲装置在吸气期自动送氧，呼气期自动停止送氧，大大节省了氧气。适宜于鼻塞、鼻导管和气管内氧疗。

4. 机械通气给氧法：即用各种人工呼吸机进行机械通气时利用呼吸机上的供氧装置进行氧疗，可根据病情需要调节供氧浓度。

5. 家庭给氧法：适用于肺心病、哮喘、支气管炎、冠心病等慢性心肺疾病患者的氧疗，如便携式制氧器氧立得、小型氧气瓶。

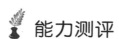

能力测评

A1 型题

1. 流量表显示吸入氧气流量为 4L/min，则供氧浓度为

A. 33%　　　　B. 35%　　　　C. 36%　　　　D. 37%　　　　E. 39%

2. 下述用氧方法正确的是

　　A. 氧气筒应至少距火炉 1m、暖气 5m

　　B. 氧气表及螺旋口上应涂油润滑

　　C. 持续用氧者，每周更换鼻导管 2 次

　　D. 用氧时，先插入鼻导管再调节氧流量

　　E. 改变氧流量时，先拔出鼻导管，调好流量，重新插入鼻导管

A2 型题

3. 周先生，70 岁，左上肢麻木、活动不灵 1 天，加重 2 小时，以"脑出血"收住入院，医嘱给予持续氧气吸入。下列关于氧气湿化瓶的处理不妥的是

　　A. 湿化瓶装入蒸馏水，每天换水 1 次　　　B. 湿化瓶应每周消毒 1 次

　　C. 湿化瓶内水量为 1/3 ~ 1/2　　　　　　D. 通气管浸入液面下

　　E. 氧气雾化吸入时湿化瓶内不装水

4. 患者，男，75 岁，因车祸致颅脑外伤，使用呼吸机以维持机体的呼吸功能。下列病情监测的内容不包括

　　A. 面色、口唇等缺氧症状有无改善　　　　B. 观察两侧胸廓运动是否对称

　　C. 呼吸机回路是否接错、漏气　　　　　　D. 血气分析和电解质结果

　　E. 神志及生命体征情况

A3 型题

(5 ~ 6 题共用题干)

　　赵某，女，55 岁。因"肺性脑病"收入院，查房时发现患者口唇明显发绀，呼吸困难。血气分析显示：PaO_2 5.6kPa，SaO_2 78%，$PaCO_2$ 7.33kPa。

5. 该患者应该采用哪种给氧方式

　　A. 低浓度、高流量持续给氧　　　　　　　B. 低浓度、低流量持续给氧

　　C. 高浓度、高流量持续给氧　　　　　　　D. 低浓度、低流量间歇给氧

　　E. 高浓度、高流量间歇给氧

6. 经过治疗后患者病情好转，医嘱停氧，护士应首先

　　A. 关总开关　　　　　　　　　　　　　　B. 关流量开关

　　C. 取下湿化瓶　　　　　　　　　　　　　D. 拔出鼻导管

　　E. 分离鼻导管与玻璃接头

(7 ~ 8 题共用题干)

　　李某，女，80 岁，因高血压心脏病住院治疗，上午 10 时开始输液 1000ml，下午 1 时患者出现烦躁不安、气促、频繁咳嗽、咳出粉红色泡沫样痰、大汗淋漓、口唇发绀，呼吸 36 次/分。请问：

7. 根据该患者表现，氧疗时不妥的是

　　A. 高流量吸氧 6 ~ 8L/min　　　　　　　B. 加压给氧

C. 湿化瓶内用20% ~30%乙醇湿化氧气

　　D. 间歇给氧

E. 用面罩法给氧

8. 对该患者的护理措施中，首要的措施是

A. 协助患者取端坐位，双下肢下垂

B. 立即停止输液，通知医生紧急处理

C. 高流量高浓度吸氧

D. 取头低足高左侧卧位

E. 遵医嘱给予镇静、强心、利尿剂

（张娟芝）

任务三　经鼻及口腔吸痰

吸痰法是指经口、鼻、人工气道将呼吸道的分泌物吸出，以保持呼吸道通畅，预防吸入性肺炎、肺不张、窒息等并发症的一种方法。临床上适用于各种原因引起的咳嗽无力、咳嗽反射迟钝或会厌功能未完全恢复，不能有效咳嗽排痰者或呕吐物误入气管者，如年老体弱、危重、昏迷、麻醉后未清醒的患者。

情境导入

患者，男，70岁，因脑外伤入院。体温38.4℃，心率90次/分，呼吸18次/分，血压140/90mmHg，意识不清，并有痰鸣音且无力咳出。医嘱：吸痰，立即。

工作任务

护士遵医嘱为患者吸痰，清除呼吸道分泌物，以保持呼吸道通畅，改善呼吸功能。

工作过程

一、操作流程

简要流程	操作要点
自身准备	1. 素质要求：服装、鞋、帽整洁，语言柔和，举止端庄 2. 两人核对：核对执行单及医嘱，签名
评估	1. 一般情况：年龄、诊断、病情、意识、生命体征、呼吸困难程度、排痰的能力、有无人工气道、口鼻黏膜情况、有无痰鸣音、痰液性状等 2. 认知反应：情绪状态、对吸痰的认知情况、心理反应及合作程度
操作准备	1. 环境准备：病室安静、整洁、安全、舒适，温湿度适宜 2. 护士准备：衣帽整洁，洗手，戴口罩，必要时戴手套 3. 用物准备：电动吸引器或中心负压吸引装置，有盖罐2个（试吸罐和冲洗罐，内盛无菌生理盐水），一次性无菌吸痰导管数根、无菌手套、无菌纱布、无菌血管钳或镊子、弯盘，必要时备舌钳、张口器、压舌板、多头插线板

续表

简要流程	操作要点
操作过程	1. 核对解释：备齐用物至患者床旁，核对床号、姓名，解释操作目的、配合要领，取得合作 2. 环境准备：环境清洁安静，光线适宜 3. 患者准备：协助患者头偏向一侧，面向操作者，检查患者口腔情况，如有活动义齿应取下 4. 调节机器：接通电源，打开吸引开关，检查吸引器性能是否正常，调节负压，成人 40.0～53.3kPa，儿童 <40.0kPa 5. 试吸：停止吸氧，戴无菌手套，连接吸痰导管，在试吸罐中试吸少量生理盐水，检查吸痰管是否通畅 6. 吸痰：一手反折吸痰管末端，另一手用无菌持物钳或戴手套持吸痰管前端插入口咽部（10～15cm），然后放松反折的导管处，先吸口咽部的分泌物，再吸气管内分泌物，采用左右旋转并从深部向上提拉导管的手法 7. 冲管：吸痰管退出后，在冲洗罐中用生理盐水抽吸，弃去吸痰管，关闭负压吸引器 8. 观察：吸痰操作中，随时观察患者面色、心率、血压、吸痰前后呼吸频率的改变，并注意吸出液色、质、量等
操作后	1. 整理：拭净脸部分泌物，安置患者于舒适卧位，整理床单位 2. 清理用物：吸痰管按一次性用物处理，吸痰玻璃接管插入消毒液试管中浸泡 3. 洗手记录：洗手，脱口罩，记录吸痰时间、吸痰次数、痰液量、病情等

二、注意事项

1. 吸痰时负压调节应合适，插管过程不可打开负压，动作应轻柔、敏捷，避免损伤呼吸道黏膜。

2. 严格执行无菌操作原则，吸痰管应每次更换。

3. 口腔吸痰困难时，可经鼻腔吸痰，吸痰管沿鼻道插入咽喉部；气管插管或气管切开者经气管插管或套管内吸痰，鼻腔、口腔、气管切开处需同时吸痰，先吸气管切开处分泌物，再吸口腔，最后吸鼻腔。

4. 吸痰前后应给予高流量吸氧，吸痰时间不宜超过 15 秒，以免导致缺氧。如痰液较多，需要再次吸引，应间隔 3～5 分钟，患者耐受后再进行。

5. 如痰液黏稠，可以协助患者变换体位、叩拍胸背、雾化吸入，还可给气道滴注少量生理盐水或化痰药稀释痰液，使痰液易于吸出。

6. 储液瓶内的吸出液应及时倾倒，不得超过 2/3，并做好清洁消毒处理。

三、健康宣教要点

1. 解释目的及注意事项：向患者解释吸痰的目的和吸痰过程中引起的不良反

应，如果在吸痰过程中出现任何不适，应立即告知护士。

2. 指导患者呼吸道有分泌物时应及时吸出，确保气道畅通，改善呼吸，纠正缺氧。

四、操作评价标准

项目		分值	考核评价要点	评价等级				得分	存在问题
				A	B	C	D		
自身准备		8	1. 服装、鞋、帽整洁	2	1	0.5	0		
			2. 语言柔和，举止端庄	3	2	1	0		
			3. 核对执行单及医嘱	3	2	1	0		
评估		8	1. 核对、解释准确，以取得患者合作	2	1	0.5	0		
			2. 了解患者病情、身心状况、分泌物情况	6	5	3	1		
操作准备	环境	2	病室安静、整洁、安全、舒适，温湿度适宜	2	1	0.5	0		
	护士	2	洗手、戴口罩正确	2	1	0.5	0		
	用物	8	1. 物品齐全准确	6	5	3	1		
			2. 放置合理，避免落地	2	1	0.5	0		
操作过程	核对解释	2	再次核对，目的方法解释准确	2	1	0.5	0		
	环境	2	安静、整洁，光线适宜	2	1	0.5	0		
	患者准备	6	1. 患者体位合适	4	3	2	1		
			2. 如有活动义齿应取下	2	1	0.5	0		
	调节机器	6	连接负压吸引器正确，调节负压正确	6	5	3	1		
	试吸	6	吸痰管通畅	6	5	3	1		
	吸痰	21	1. 插入吸痰管方法正确有效	10	8	5	3		
			2. 吸痰手法正确	7	5	3	1		
			3. 吸痰不超过15秒	4	3	2	1		
	冲管	6	吸痰后冲管方法正确	6	5	3	1		
	观察	3	动态全面观察	3	2	1	0		
操作后		10	1. 协助患者取舒适卧位，整理床单位	2	1	0.5	0		
			2. 有针对性地进行保健指导	2	1	0.5	0		
			3. 用物处理得当	2	1	0.5	0		
			4. 洗手、脱手套方法正确	2	1	0.5	0		
			5. 记录方法正确	2	1	0.5	0		

续表

项目	分值	考核评价要点	评价等级				得分	存在问题
			A	B	C	D		
评价	10	操作熟练，应变能力强，动作规范、轻巧、稳重、准确、安全、无污染；关爱患者，治疗性沟通有效；患者无不适	7	5	3	1		
		操作时间 < 10 分钟	3	2	1	0		
总分	100							

注：评分等级为 A 级表示操作熟练、规范，无缺项，与患者沟通自然，语言通俗易懂；B 级表示操作欠熟练、规范，有 1～2 处缺项，与患者沟通欠自然；C 级表示操作欠熟练、规范，有 2～3 处缺项，与患者沟通较少；D 级表示操作不熟练，有 3～4 处缺项，与患者无沟通

临床护理进展

1. 气道痉挛的处理：有哮喘病史的患者因插管刺激使气管痉挛，加重缺氧，患者呼吸困难、喘鸣和咳嗽。为防止气道痉挛，对气道高度敏感的患者可于吸引前用少量 1% 利多卡因滴入气道，也可给予组胺拮抗剂如扑尔敏 4mg 口服，每日 3 次。气道痉挛发作时暂停气道吸引，给予 β_2 受体兴奋剂吸入。

2. 呼吸道黏膜损伤的处理：吸痰所致的感染几乎都发生在呼吸道黏膜损伤的基础上，所有防止呼吸道黏膜损伤的措施均适合于防止感染。如吸引前蘸无菌蒸馏水或生理盐水润滑吸痰管，吸痰时吸痰管插入遇到阻力不盲目插入，负压大小等，都可防止发生黏膜损伤。口腔、鼻腔黏膜损伤时，局部应用抗生素预防感染，还可用生理盐水加抗生素进行超声雾化吸入。

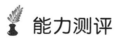 能力测评

A1 型题

1. 电动吸引器吸痰的原理是

　　A. 正压原理　　　　　　B. 负压原理　　　　　　C. 虹吸原理

　　D. 空吸原理　　　　　　E. 静压原理

2. 每次吸痰时间不宜超过 15 秒的主要原因是

　　A. 减少患者痛苦　　　　B. 减轻气管黏膜受损　　C. 防止患者缺氧

　　D. 避免痰液阻塞导管　　E. 保持导管处于无菌状态

A2 型题

3. 患者，女，10 岁，因脑外伤昏迷住院。医嘱给予吸痰，应调节负压不超过

　　A. 13.3kPa　　　B. 26.6kPa　　　C. 30kPa　　　D. 40kPa　　　E. 53.3kPa

A3 型题

（4~6 题共用题干）

患者，男，72 岁，突发脑出血，现昏迷不醒，肺部听诊痰鸣音活跃，痰液黏稠无法排出，导致呼吸困难，经口鼻给予吸痰。

4. 痰液黏稠时可采用下列哪种方法以利痰液吸出

    A. 加大每次吸痰时间　　　B. 体位引流　　　　　　C. 增加吸痰次数

    D. 雾化吸入　　　　　　　E. 缩短吸痰间隔时间

5. 下列吸痰法操作错误的是

    A. 使用前检查吸引器功能　　　　　B. 每根吸痰管只用 1 次

    C. 每次吸痰时间不宜超过 15 秒　　D. 吸痰时宜反复上下提插以保证吸净

    E. 插管时不能堵住"Y"形侧孔

6. 下列不正确的吸痰护理操作的是

    A. 吸痰前对缺氧严重者应加大氧流量　　B. 插管前应检查导管是否通畅

    C. 每次吸痰时间不超过 15 秒　　　　　　D. 痰液黏稠时滴入少量生理盐水稀释

    E. 吸痰导管每日更换 1~2 次

（张娟芝）

任务四 洗 胃

洗胃法是将胃管插入患者胃内，反复注入或吸出一定量的溶液，以冲洗并排出胃内容物，减轻或避免吸收中毒的胃灌洗方法。其目的是：①清除胃内毒物或刺激物，减少毒物吸收以解毒；②减轻胃黏膜水肿；③为手术或某些检查前做准备。

情境导入

患者，女，52岁，因家庭矛盾不能合理解决，感到生活无望，服农药后被他人发现，呕吐2次，呕吐物有大蒜味，呼吸费力，出汗多，瞳孔缩小，逐渐神志不清，小便失禁，急送医院诊治。

工作任务

护士遵医嘱在紧急状态下医生到达之前为患者洗胃。

工作过程

一、操作流程

简要流程	操作要点
自身准备	1. 素质要求：服装、鞋、帽整洁，语言柔和，举止端庄 2. 两人核对：核对执行单及医嘱，签名
评估	1. 患者病情：意识状态、心理反应及合作程度 2. 治疗情况：毒物性质、中毒时间及中毒途径 3. 局部情况：口腔黏膜有无损伤，有无活动义齿
操作准备	1. 环境准备：病室安静、整洁，光线明亮，温湿度适宜 2. 护士准备：衣帽整洁，洗手，戴口罩 3. 用物准备 （1）自动洗胃机1台、水桶2个（分别盛洗胃液、污水）、无菌洗胃包（内有洗胃管、纱布2块、液体石蜡棉球、治疗巾、20ml注射器、弯盘、检验标本容器或试管）、胶布、手套、水温计、必要时备压舌板、开口器、手电筒、听诊器 （2）洗胃溶液：根据患者中毒的药物，选择适当的洗胃液（10 000～20 000ml，温度25℃～38℃）

续表

简要流程	操作要点
操作过程	1. 查对解释：携用物至患者床旁，向清醒患者解释洗胃的目的、过程及配合方法 2. 环境准备：环境清洁、安静，光线适宜 3. 检查调节：接通电源，检查自动洗胃机性能，连接各种管道，调节药量流速 4. 患者准备：患者取左侧卧位，将治疗巾铺于患者颌下，如有活动义齿应取出，弯盘及纱布置于口角旁 5. 插管固定：备胶布，戴手套，测量插管长度，润滑胃管前段，由口腔插入胃管45～55cm，证实胃管在胃内后，用胶布固定 6. 抽吸冲洗：按"手吸"键，吸出胃内容物，再按"自动"键，机器开始对胃进行自动冲洗，直至洗出液澄清无气味为止 7. 观察：洗胃过程中，随时观察患者洗出液的性质、颜色、气味、洗出量及患者面色、脉搏、呼吸、血压变化 8. 拔管：洗胃完毕，反折胃管末端，用纱布包裹拔出
操作后	1. 整理：协助患者漱口，清洁患者面部，安置患者于舒适卧位，整理床单位 2. 清理用物：将药管、胃管、污水管同时放入清水中，按"清洗"键，机器自动清洗各部管腔，待清洗完毕，将三管同时提出，机器内的水完全排净后，按"停机"键，关机 3. 洗手记录：洗手，脱口罩，记录灌洗液名称、灌洗量，洗出液性质、颜色、气味，洗出量及患者反应

二、注意事项

1. 中毒物质不明的患者在洗胃前需留取胃内容物标本进行检验，洗胃溶液可先选用温开水或生理盐水，随后根据毒物性质选用洗胃液。

2. 误服强碱或强酸等腐蚀性药物时禁忌洗胃，以免造成胃穿孔。可迅速给予牛奶、豆浆、蛋清水（用生蛋清调水至200ml）、米汤等物理性对抗剂，以保护胃黏膜。

3. 肝硬化伴食管胃底静脉曲张、消化性溃疡、上消化道出血、食管阻塞、胃穿孔、胃癌等疾病不宜洗胃。

4. 洗胃液每次灌入量以300～500ml为宜。灌入量与引出量应平衡，以防胃内压上升致急性胃扩张，刺激迷走神经兴奋引起反射性心脏骤停，或胃内压上升使毒物快速排入肠道，导致毒物吸收增加。

5. 幽门梗阻患者宜在饭后4～6小时或睡前洗胃，洗毕需记录胃内潴留量，以了解肠梗阻情况，提供输液参考。

三、健康宣教要点

1. 向患者和家属讲解洗胃的目的和重要性，说服后必须尽早彻底洗胃，以减轻中毒症状。

2. 向患者解释洗胃的过程和洗胃过程中引起的不良反应，如果在洗胃过程中出现任何不适，立即告知护士。告知患者洗胃液的名称和作用。

3. 讲解洗胃后注意饮食卫生，保持口腔清洁，预防感染。

四、操作评价标准

项目		分值	考核评价要点	评价等级				得分	存在问题
				A	B	C	D		
自身准备		8	1. 服装、鞋、帽整洁	2	1	0.5	0		
			2. 语言柔和，举止端庄	3	2	1	0		
			3. 核对执行单及医嘱	3	2	1	0		
评估		8	1. 核对、解释准确	3	2	1	0		
			2. 准确评估患者病情、身心状况	5	4	3	1		
操作准备	环境准备	2	环境整洁、舒适、盘、台、车清洁	2	1	0.5	0		
	护士准备	2	洗手、戴口罩正确	2	1	0.5	0		
	用物准备	6	1. 物品齐全准确	2	1	0.5	0		
			2. 放置合理，避免落地	2	1	0.5	0		
			3. 遵医嘱准备洗胃装置、洗胃液	2	1	0.5	0		
操作过程	核对解释	3	再次核对，目的方法解释准确	3	2	1	0		
	环境准备	2	安静、整洁，光线适宜	2	1	0.5	0		
	检查调节	3	正确检查自动洗胃机性能，药量大小合适	3	2	1	0		
	患者准备	6	1. 患者体位舒适	2	1	0.5	0		
			2. 治疗巾铺于颌下	2	1	0.5	0		
			3. 活动义齿取下（口述）	2	1	0.5	0		
	插管固定	16	1. 备胶布，戴手套	2	1	0.5	0		
			2. 测量、润滑胃管正确	4	3	2	1		
			3. 插入胃管方法正确	4	3	2	1		
			4. 证实胃管在胃内方法正确	4	3	2	1		
			5. 固定胃管正确	2	1	0.5	0		
	抽吸冲洗	18	1. 留取胃内容物正确	6	4	2	1		
			2. 胃管连接正确	6	4	2	1		
			3. 自动洗胃机操作正确	6	4	2	1		
	观察	4	密切观察患者病情及洗出液的色、量、性状（口述）	4	3	2	1		
	拔管	4	拔出胃管方法正确	4	3	2	1		

续表

项目	分值	考核评价要点	评价等级				得分	存在问题
			A	B	C	D		
操作后	8	1. 协助患者取舒适卧位，整理床单位	1	0.5	0	0		
		2. 有针对性地进行保健指导	1	0.5	0	0		
		3. 用物处理得当	2	1	0.5	0		
		4. 洗手、脱手套方法正确	2	1	0.5	0		
		5. 记录方法正确	2	1	0.5	0		
评价	10	操作熟练，应变能力强，动作规范、轻巧、稳重、准确、安全、无污染；关爱患者，治疗性沟通有效；患者无不适	7	5	3	1		
		操作时间＜10分钟	3	2	1	0		
总分	100							

注：评分等级为A级表示操作熟练、规范，无缺项，与患者沟通自然，语言通俗易懂；B级表示操作欠熟练、规范，有1~2处缺项，与患者沟通欠自然；C级表示操作欠熟练、规范，有2~3处缺项，与患者沟通较少；D级表示操作不熟练，有3~4处缺项，与患者无沟通。

临床护理进展

1. 胃管的选择：通常使用的胃管有橡胶胃管和硅胶胃管。橡胶胃管因反复清洗、高压灭菌而老化、变形，影响置管的时间和洗胃的效果；硅胶胃管弹性好、不易变形，是洗胃置管的首选。

2. 插管深度：国内研究文献认为，胃管插入长度增加到55~70cm，经口腔洗胃，胃管最佳长度是鼻尖—耳垂—剑突的实测长度，使胃管侧孔完全进入胃内，保证了胃内有效灌注压，可充分彻底清洗胃内容物，同时还能将进入胃内的灌洗液彻底抽吸出，保证洗胃过程中出入水量平衡。

3. 洗胃液的选择：中毒物质不明的患者可先选用温开水或生理盐水洗胃，再应用特异性洗胃液。目前清水洗胃较普遍，但有文献报道，大量的清水短时间进入体内致低钠血症，可能是导致脑水肿、肺水肿的主要机制。采用37℃~41℃生理盐水或2%~4%的碳酸氢钠溶液洗胃更适合人体的生理特点，可预防低钠血症的发生。小儿洗胃最好选用生理盐水，因小儿耐受电解质丢失的能力差，而温水洗胃易造成体内电解质的紊乱。

4. 洗胃方法和技巧：胃腔的结构具有多皱襞性，常规洗胃很难一次性清洗干净；重危的有机磷农药中毒者容易反跳、发生并发症。更多资料显示，反复多次洗胃加间断性胃肠减压方法更具科学性、实用性。即按常规方法洗胃完毕，保留胃管24小时以上，每4~6小时洗胃1次，并在每次洗胃后行胃肠减压术，对中毒症状较重的患者留置胃管 2~5 天。可进一步清除经肠肝循环排入胃肠内的毒素，防止和阻断毒素的进一步吸收。

5. 昏迷患者插管：口服中毒的昏迷患者抢救中，一般都采用传统的昏迷患者插胃管法进行洗胃，但因舌后坠、食道黏膜水肿、分泌物增多等导致插管时间延长及一次插管的成功率降低，都给抢救带来了不利的影响。据文献报道，临床上在咽喉镜明视下将气管插管插入食管，而后从气管导管中插入胃管为昏迷患者洗胃，既保证了患者呼吸道的通畅，又缩短了插管的时间，提高了一次插管的成功率。

能力测评

A1 型题

1. 下列哪种药物中毒忌用碳酸氢钠溶液洗胃

　　A. 敌敌畏　　　　　　　　B. 敌百虫　　　　　　　　C. 1059 农药

　　D. 1605 农药　　　　　　 E. 乐果

A2 型题

2. 宁某，男，33 岁，误服灭鼠药后被发现，送至医院洗胃。护士进行洗胃操作时，下列错误的是

　　A. 洗胃时采取先吸后灌　　　　　　　B. 调节负压在 13.3kPa 左右

　　C. 洗出血性液体时应停止洗胃，通知医生　　D. 洗胃中应观察患者的病情变化

　　E. 每次灌入胃内的液体量为 200~300ml

A3 型题

（3~4 题共用题干）

　　患者，男，52 岁。服用大量安眠药昏迷，被他人送入急诊室抢救。

3. 护士应选用何种洗胃液洗胃

　　A. 蛋清水　　　　　　　　　　　B. 1:（15 000~20 000）高锰酸钾溶液

　　C. 2%~4% 碳酸氢钠溶液　　　　 D. 0.5% 硫酸铜洗胃

　　E. 生理盐水

4. 为该患者洗胃时，停止洗胃操作的指征是

　　A. 患者有痛苦不适的反应　　　　B. 洗胃液超过 5000ml

　　C. 吸出的洗胃液澄清无气味　　　D. 患者瞳孔恢复正常，生命体征平稳

　　E. 吸出大量的胃内容物

（5~6 题共用题干）

　　患者，男，25 岁，因精神打击服毒后昏迷不醒被发现，送入急诊室救治，陪护人员暂时无法提供中毒的相关信息。

5. 关于该患者洗胃，若中毒物质性质不明，护士正确的做法是

　　A. 观察后再行洗胃　　　　　　　B. 2%~4% 鞣酸洗胃

C. 禁忌洗胃   D. 用3%过氧化氢洗胃

E. 用生理盐水洗胃，根据检验结果选用特异性洗胃液

6. 该患者入院时洗胃应采取的卧位是

A. 去枕仰卧位   B. 去枕左侧卧位   C. 左侧卧位

D. 头低足高位   E. 头高足底位

（张娟芝）

参考答案

情境一

 任务一：1. C 2. A 3. C 4. D 5. B

 任务二：1. C 2. E 3. D 4. A 5. E 6. D 7. B 8. C 9. B 10. A

 任务三：1. A 2. C 3. A 4. D

情境二

 任务一：1. D 2. D

 任务二：1. E 2. E

 任务三：1. C 2. E 3. E

 任务四：1. E 2. C 3. A 4. A 5. D

 任务五：1. A 2. C 3. B 4. E 5. D 6. B 7. A 8. B 9. B 10. D 11. E

 任务六：1. D 2. B 3. C 4. D 5. D 6. A 7. E

 任务七：1. E 2. C 3. B 4. D 5. C

 任务八：1. B 2. C 3. E 4. D

 任务九：1. D 2. B 3. C 4. B

情境三

 任务一：1. C 2. A 3. D 4. C 5. A

 任务二：1. C 2. C 3. D 4. E

 任务三：1. D 2. B 3. B 4. E 5. D 6. B

 任务四：1. B 2. B 3. C 4. D 5. D 6. B 7. D

 任务五：1. E 2. C 3. D 4. A 5. B 6. E 7. B 8. D

 任务六：1. D 2. C 3. E 4. C

 任务七：1. D 2. B 3. E

 任务八：1. B 2. C 3. C 4. B 5. B

 任务九：1. E 2. C 3. A 4. D 5. C 6. A

情境四

 任务一：1. C 2. B 3. D 4. D

 任务二：1. C 2. A 3. A

 任务三：1. D 2. C 3. B 4. D

 任务四：1. E 2. E 3. D 4. B

 任务五：1. E 2. B 3. C 4. C

 任务六：1. E 2. C 3. D 4. E

情境五

    任务一：1. C 2. C 3. E 4. E 5. B 6. A

    任务二：1. A 2. D 3. B 4. B 5. E 6. A 7. E

    任务三：1. E 2. E 3. A 4. E 5. A 6. B

    任务四：1. D 2. E 3. E 4. A 5. D 6. C

    任务五：1. A 2. B 3. A 4. D 5. C 6. E 7. E

    任务六：1. C 2. D 3. E 4. C 5. D 6. D 7. C 8. D

    任务七：1. D 2. C 3. D 4. C 5. D 6. C 7. C

    任务八：1. A 2. B 3. B 4. B 5. D

    任务九：1. C 2. E 3. D 4. D 5. E 6. D 7. C 8. C 9. A

情境六

    任务一：1. D 2. D 3. B 4. B 5. A 6. E 7. C

    任务二：1. D 2. E 3. B 4. C 5. B 6. D 7. D 8. B

    任务三：1. B 2. C 3. D 4. D 5. D 6. E

    任务四：1. B 2. E 3. B 4. C 5. E 6. B

参考文献

［1］左凤林，王艳兰，韩斗玲．基础护理学［M］．2 版．西安：第四军医大学出版社，2012．

［2］李小寒，尚少梅．基础护理学［M］．5 版．北京：人民卫生出版社，2012．

［3］姜安丽．新编护理学基础［M］．2 版．北京：人民卫生出版社，2014．

［4］张美琴，邢爱红．护理综合实训［M］．北京：人民卫生出版社，2014．

［5］陈荣凤，李芳芳．基础护理学［M］．北京：人民卫生出版社，2014．

［6］王玉升．全国护士执业资格考试考点与试题精编［M］．北京：人民卫生出版社，2015．

［7］庄红，赵国琴，王静．护理学基础［M］．2 版．西安：第四军医大学出版社，2011．

［8］李晓松．基础护理技术［M］．2 版．北京：人民卫生出版社，2011．

［9］李维棣，何荣华．急救护理学［M］．2 版．西安：第四军医大学出版社，2012．